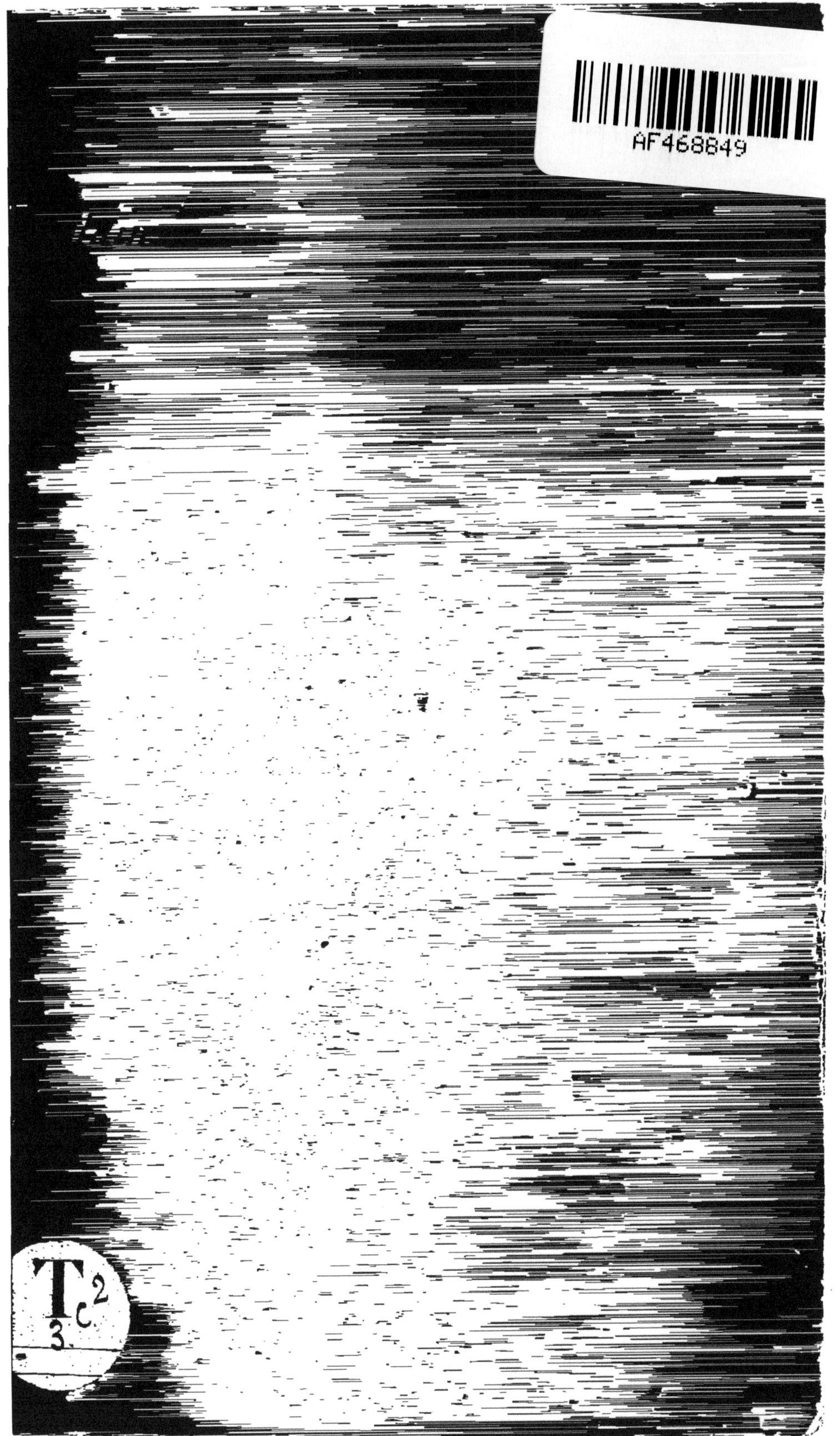
AF468849

DISCOURS

SUR QUELQUES PARTIES

DE

L'HYGIÈNE PUBLIQUE
ET PRIVÉE,

PRONONCÉ POUR L'OUVERTURE DES COURS
DE L'ÉCOLE SECONDAIRE DE MÉDECINE DE LYON,
A L'HÔTEL DIEU;

PAR

Le docteur Gilbert Montain,

PROFESSEUR
DE MATIÈRE MÉDICALE, ANCIEN CHIRURGIEN EN CHEF
DE LA CHARITÉ, MEMBRE DES SOCIÉTÉS DE MÉDECINE, DE PARIS,
LYON, BORDEAUX, TOULOUSE, MARSEILLE,
BRUXELLE, ETC., ETC.

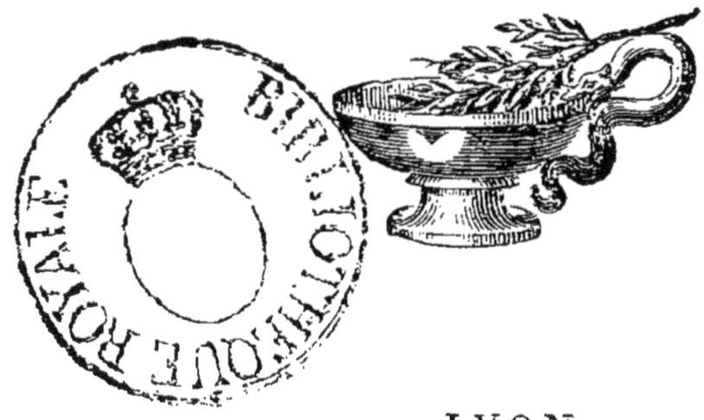

LYON.

IMPRIMERIE DE LOUIS PERRIN,

GRANDE RUE MERCIÈRE, N.° 49.

1832.

Discours

SUR QUELQUES PARTIES

DE L'HYGIÈNE PUBLIQUE

ET PRIVÉE.

MESSIEURS,

C'est par l'intelligence que l'homme se signale au milieu de tous les êtres créés; c'est par cette noble faculté plus ou moins développée qu'il règne sur tout ce qui l'entoure. Certes, ce ne sont pas ses forces physiques qui lui donnent cet ascendant, cette supériorité qui le place au premier rang parmi les habitants du globe, qui lui inspire la force de pourvoir à son existence, de se défendre de ses ennemis, et de chercher tous les moyens de conserver et de prolonger sa vie. Aussi, dès qu'il commença à réfléchir, il dut faire tous ses efforts pour connaître et repousser les causes de ses maux : de là, l'origine de la médecine et de ses deux grandes branches, *l'art de conserver, et l'art de guérir.*

Dans le principe, les impressions peu nombreuses, les idées plus stériles ne firent naître que le désir de la conservation individuelle, qui ne tarda pas à s'étendre à la famille, et, par les progrès de l'intelligence, à des réunions sociales.

En effet, Messieurs, le développement des facultés intellectuelles et l'état social sont les conséquences de la nature de l'homme, et plus ce dernier s'avance vers la perfection, plus il répond au but de sa création; car cette perfection doit être le complément de son organisation.

Mais, dans l'origine, l'art de conserver et l'art de guérir n'étaient que les fruits d'une faible expérience bien en rapport avec l'ignorance de ces premiers temps. Cependant, dès que les hommes commencèrent à se réunir en société, et que quelques-uns d'entre eux, d'une intelligence, pour ainsi dire, anticipée, surgirent comme par hasard au milieu de la foule, il y eut des lois, et les plus remarquables furent destinées à repousser, à éteindre les causes capables d'altérer la santé.

De là naquit l'hygiène, cette partie de la médecine qui a essentiellement pour but l'art d'entretenir la santé.

Cette partie si importante de la médecine constitue à elle seule une des branches les plus étendues des sciences; elle s'enrichit de presque toutes les connaissances humaines : aussi dans le faible tableau que je vais vous présenter, je ne ferai qu'ébaucher quelques-uns de ses points qui, dans ce moment, me paraissent les plus intéressants.

L'hygiène, que les anciens ont divinisée, intéresse tous les êtres pensants ; elle appartient à tous les individus de l'ordre social, parce que chacun a sa santé à soigner, et, suivant ses facultés, chacun aussi cherche à éluder les causes de maladies. Mais comme l'application de tous les moyens propres à entretenir la santé est relative aux causes qui peuvent l'altérer, et que les ressources particulières ne suffisaient pas pour les atteindre et répandre les moyens de les combattre, on a établi deux sortes d'hygiène : l'une, publique, et l'autre, particulière ou privée. La première est, pour ainsi dire, une magistrature; elle est une ampliation de la seconde : elle dirige les masses, et contraint les individus pour le bien général ; elle répand en grand les bienfaits de la science. La seconde est, en quelque sorte, individuelle; c'est le médecin, le père de famille ou le plus intelligent qui la dispense. Mais l'une et l'autre ont le même but, la même application : l'entretien de nos fonctions dans leur état naturel.

Que nous considérions l'hygiène comme publique ou particulière, elle a donc pour objet l'harmonie, la régularité des fonctions qui constituent la vie, soit qu'elles servent à perpétuer l'espèce, à entretenir l'organisme ou à établir les relations. Cette belle division, que Bichat a créée pour classer les propriétés vitales, n'est réellement applicable qu'aux fonctions, dont nous considérons successivement l'*hygiène*, en ne nous arrêtant cependant que sur les points les plus saillants (1).

1° La grossesse n'est ni un accident ni une maladie, lorsqu'aucune cause ne vient entraver la marche de la nature; elle est par conséquent entièrement du ressort de l'hygiène. Pour son accomplissement, il faut éloigner tout ce qui peut altérer la santé de la mère et de son enfant, et les conduire tous deux au terme assigné par la nature. En effet, la préoccupation d'une si importante fonction trouble momentanément toutes les autres, qui sont ou affaiblies ou exaltées avec des aberrations souvent inconcevables. Aussi, dans tous les temps, les peuples et les lois ont entouré les femmes enceintes d'un respect reli-

(1) 1° L'hygiène des fonctions de la reproduction, qui comprend la grossesse, l'accouchement, les suites de couches, le fruit de la conception; 2° l'hygiène des fonctions relatives qui comprend les sens, l'intelligence, la locomotion, etc.; 3° l'hygiène des fonctions organiques qui nous présentent la respiration, la digestion, etc.

gieux : les anciens Grecs s'arrêtaient devant le meurtrier qui avait cherché un refuge près d'une femme enceinte ; à Rome les magistrats leur cédaient le pas ; les Spartiates les entouraient d'objets agréables, et *Lycurgue* ordonnait qu'elles eussent habituellement devant les yeux les images de *Castor* et *Pollux*.

Les impressions brusques, pénibles, désagréables, les secousses morales, peuvent avoir une influence sensible sur le fœtus, surtout dans les premiers temps, où la mollesse de ses tissus permet à ces causes de bouleverser les éléments de l'organisation ; mais ce n'est pas en dessinant sur ces éléments les impressions et les images extérieures que ces causes sont à craindre. Si la nature avait pu permettre de pareilles anomalies, l'espèce humaine n'aurait pas tardé à être méconnaissable et entièrement défigurée. Les impressions dont la femme est assaillie pendant les neuf mois de grossesse, sont innombrables. Si les reflets de l'imagination, si les désirs et les craintes, si les plaisirs, les peines et les frayeurs avaient pu imprimer leur sceau sur le fruit de la conception, à sa naissance il aurait été stigmatisé : il nous aurait présenté des traces de toutes les productions de l'art et de la nature, tandis que ces sortes d'accidents se bornent à l'absence ou au surcroît de quelques parties, à quelques transpositions de tissu, à quelques saillies, à quelques taches que l'imagination ou l'ignorance se complaît à transformer en *envie*. Il est facile de trouver alors dans l'immensité des rapports de la femme pendant sa longue gestation, une impression favorable au préjugé. Laissons donc au temps d'obscurité de pareilles erreurs, et ne croyons qu'à ce qui est vrai, qu'à ce qui est possible. Fortifions les femmes contre de si ridicules craintes qui fatiguent et rabaissent leur esprit, et entourons-les de tous les soins d'une hygiène conservatrice.

2° L'accouchement, les suites de couches et l'allaitement sont aussi des fonctions conséquences de l'organisation de la femme, qui sont toutes du ressort de l'hygiène, et n'exigent les secours de la médecine que par des circonstances accessoires ou accidentelles. Dans toutes ces périodes, dans tous les temps et presque chez tous les peuples, la mère et son enfant ont toujours été les sujets d'une tendre sollicitude. Les Athéniens suspendaient des branches de laurier et d'acanthe à la porte d'une maison où reposait la nouvelle accouchée, pour avertir du respect qu'on devait lui porter ; et dans quelques villes de l'Europe, on a conservé quelque chose de cet antique usage qui, suivant *Diodore* de Sicile, honorait aussi l'hygiène des Perses et des Égyptiens. « La « maison d'une encouche, dit le professeur *Fo-* « *déré*, devrait être un asyle sacré pour tout ce « qui l'entoure. »

3° Chez tous les peuples, l'enfant qui vient de

naître a été l'objet des plus grands soins : c'est le bonheur des familles, c'est l'espoir de la patrie que l'on a voulu placer sous l'égide des lois hygiéniques.

Dans les temps les plus reculés, ces lois et ces précautions se ressentaient de l'enfance intellectuelle; mais elles avaient toujours le même but, celui de conserver à la société un être fort et digne d'elle.

Les Spartiates, qui portèrent jusqu'au fanatisme l'amour de la patrie, ne songeaient qu'à élever des hommes vigoureux : ils voulaient perpétuer un peuple de *héros* ; aussi repoussaient-ils de la vie celui qui naissait avec une organisation faible ou imparfaite, et alors des magistrats ou les parents eux-mêmes prononçaient cette exclusion, qui était un arrêt de mort. Cette barbare coutume, fille tout à la fois de l'erreur et de l'amour de la patrie, ne pouvait résister aux lumières de l'expérience et à un juste retour vers les lois de la nature. En effet, que d'êtres faibles qu'auraient condamnés les lois de *Lycurgue*, ont depuis parcouru une longue carrière, en rendant à la patrie les plus éminents services. Les soins de l'hygiène dirigent le fort, et fortifient le faible, et la science apprend à l'homme l'art sublime de reconstituer l'homme. C'est encore dans le même but qu'on soumettait le nouveau né à diverses épreuves, soit pour essayer la force de sa vie, soit pour fortifier sa constitution : la plupart des Grecs les plongeaient dans l'eau froide, les Spartiates les baignaient dans le vin, les Cymbres les roulaient dans la neige, d'autres les fesaient passer par le feu, et de nos jours même, quelques-unes de ces pratiques ont été préconisées par des hommes de génie, et *Rousseau* lui-même, cet amant si passionné de la nature, a soutenu les bienfaits de l'immersion du nouveau-né. *Erreur* étonnante, comme si la douleur, cette sentinelle de la vie, n'avertissait pas du danger, et comme si le raisonnement et l'expérience ne démontraient pas que l'être faible qui vient de passer neuf mois au milieu d'une chaleur vitale de trente degrés, ne devait pas être frappé comme par la foudre d'une si brusque et cruelle transition.

L'enfant qui vient de naître a besoin d'une douce chaleur, comme il a soif du lait maternel, et, sous ce dernier rapport, combien nos premiers pères étaient au dessus de nous : les lois humaines chez eux fortifiaient les lois naturelles, et chez nous, il a fallu la plume éloquente de *Rousseau*, pour rappeler les mères aux plus sacrés de tous les devoirs. Je ne suivrai pas ici l'éducation physique et morale de l'enfant, je ne dirai pas combien il est important de dégager son corps des entraves, de développer ses forces par une gymnastique raisonnée, de l'entourer d'impressions propres à favoriser le développement de son intelligence.... toutes ces règles de l'hygiène découlent naturellement de nos sentiments, de nos habitudes et de nos lois. Mais je pourrais dire avec quelques législateurs anciens et des philosophes modernes, qu'il faut aussi nourrir ces sentiments affectueux qui entretiennent les liens de famille, sources des plus belles vertus, de *la piété filiale* et de *l'amour de la patrie*. Qui le croirait cependant, qu'au milieu d'un siècle éblouissant de lumière et de vérité, on aurait pu voir surgir une théorie qui, sous le voile d'une sorte de philanthropie, aurait placé la plus monstrueuse des erreurs, la *séparation des familles*, comme pour plonger l'état social dans un nouveau chaos, rêverie insensée qui outrage la nature, insulte à l'intelligence humaine, intelligence qui tend à conserver et non pas à détruire, qui tend à avancer et non pas à rétrograder.

Voyez cet enfant élevé avec luxe loin de ses parents : il a beaucoup appris, mais souvent aussi il a appris à oublier les auteurs de ses jours. Il rentre sous le toit paternel, et cherche en vain le sein qui le porta, il ne l'a jamais connu ; et lorsque la terre va couvrir de froides dépouilles, à peine une larme s'échappera-t-elle sur la tombe d'un père. Entretenons donc ce feu sacré, source de tant de bonheur. Éloignons de nos enfants tout ce qui peut les affaiblir, donnons leur une éducation forte et conséquente au rôle qu'ils doivent jouer sur la scène du monde;

mais accoutumons-les à trouver leurs meilleurs amis, leurs plus douces jouissances, au sein de leur famille: *la mort ne viendra que trop tôt placer une barrière éternelle.*

4° C'est par les facultés intellectuelles que l'homme établit toutes ses relations, c'est par elles qu'il éprouve les sensations, qu'il reçoit les impressions, qu'il compare, qu'il juge, réfléchit, raisonne, médite, se rappelle, possède une volonté et la faculté si extraordinaire de modifier et de reproduire ses sensations, enfin *de créer*, *d'imaginer*. Mais pour que l'intelligence puisse accomplir le but qui lui est assigné par la nature, il faut qu'elle se développe et qu'elle se nourrisse d'éléments propres à l'entretenir, à la perfectionner, il faut qu'une sorte d'hygiène morale la dirige, non seulement depuis sa naissance, mais jusqu'au terme de la vie. Aussi dans tous les temps les législateurs ont créé des lois propres à établir une sorte d'harmonie dans les facultés intellectuelles, afin de prévenir les écarts de l'imagination, les désordres des passions, et de comprimer les penchants dangereux pour l'ordre social. C'est dans les impressions que se trouve la source de ces éléments hygiéniques, et c'est l'intelligence qui les dirige. Ainsi, les bons exemples, l'étude des grands poètes, des grands orateurs, la vue des chefs-d'œuvre de l'art, et le spectacle si touchant et si important des merveilles de la nature, voilà les éléments de cette hygiène morale qui concourt à l'entretien de la santé, au bonheur de la vie et à l'harmonie sociale.

Mais cette perfection, rêve délicieux d'une pure philanthropie, ne peut pas être également le partage de tous; c'est donc un devoir sacré pour ceux que la nature a doués d'une intelligence supérieure, d'en répandre les bienfaits sur les masses, soit en favorisant le développement des facultés particulières, soit en les fesant jouir sous l'égide des lois humaines et des lois hygiéniques de tout ce qui peut contribuer au bonheur social comme à la félicité individuelle. Fesons des vœux pour que nos magistrats frappent d'une juste réprobation les éléments impurs qui souillent les intelligences, comme ils doivent chercher à purifier l'air des miasmes délétères qui suffoquent la vie (1).

5° La propreté du corps, comme la tranquillité de l'ame et la pureté de l'air, concourt d'une manière évidente à l'entretien de la santé. Aussi, dès que les hommes eurent ébauché l'organisation sociale, ils créèrent des lois, ils inventèrent des moyens pour accomplir ce but si important

(1) Que les cris et les images obcènes, soient comprimés, soient effacés, que des amorces fallacieuses et indécentes ne couvrent plus les murs de nos carrefours; car la licence n'est pas fille de l'intelligence, elle est la compagne du désordre, la plus grande ennemie de l'ordre social.

de l'hygiène. Ce n'est que chez les peuplades les plus misérables ou égarées par des superstitions ridicules, que ces principes salutaires sont complétement oubliés. Les législateurs et les philosophes des temps les plus reculés nous ont laissé sur ce sujet des préceptes qui, par leur sagesse, sont dignes des époques les plus éclairées. Les Perses, les Grecs, et surtout les Romains, portaient au plus haut degré la confiance et la soumission à ces lois de l'hygiène, et ces nobles et superbes débris de l'antique Rome attestent assez le prix que les anciens attachaient aux fréquentes immersions. Malgré les leçons de l'expérience, malgré de si grands exemples et de si beaux souvenirs, le moyen âge et même ces derniers temps étaient presque entièrement privés des bienfaits de ces ablutions, dont le judaïsme, l'islamisme et toutes les religions orientales avaient fait un devoir rigoureux.

Nul doute que l'oubli de ces lois sanitaires n'ai concouru, avec les causes que je signalerai, à entretenir ces maladies endémiques, ces contagions, ces épidémies qui, naguère, ravageaient si souvent notre belle patrie. De nos jours, cette partie de l'hygiène est loin d'être en rapport avec les progrès de la civilisation : il nous reste à faire jouir les masses et la classe nombreuse et peu aisée de ses inappréciables bienfaits; espérons que des temps plus heureux verront renaître, avec les sentiments des anciens Romains, quelques-uns de leurs beaux monuments en ce genre.

Je ne parlerai pas de la nature des bains; je dirai seulement qu'autant les immersions froides sont utiles, pendant les chaleurs de l'été, pour fortifier le corps et modérer cette irritation produite par un air embrasé et un soleil brûlant, autant ils sont pernicieux dans les autres saisons.

6° L'exercice est aussi un des grands conservateurs de la santé : l'oisiveté, la mollesse semblent enrayer les rouages de la vie; cette vérité a de tout temps été sentie par les esprits supérieurs. Les anciens, à l'exemple de *Lycurgue*, ont fait de la gymnastique une partie importante de l'éducation de l'homme, et la plupart des législateurs l'ont érigée en loi. Le moyen âge l'oublia, ou, pour ainsi dire, la regarda avec indifférence, et sans les luttes de nos anciens chevaliers, et sans les tournois du vieux temps, la gymnastique aurait été entièrement négligée, complétement perdue. Cependant, de nos jours, elle commence à reprendre dans l'éducation le rang qu'elle n'aurait jamais dû perdre. Fesons des vœux pour qu'elle concoure avec le développement des facultés intellectuelles, à donner à la patrie des hommes dignes d'elle et dignes de notre siècle.

7° Tous les êtres organisés vivent à l'aide d'appareils destinés à leur alimentation : des solides et des fluides sont les éléments de cette importante fonction qui existe dans les plantes et dans tous les animaux. Mais chez l'homme elle s'exerce sur tout ce qui l'entoure, car lui seul peut faire concourir tous les règnes de la nature à sa conservation; et, non content de ce qu'il trouve autour de lui, il parcourt le globe, franchit les mers, et met tout à contribution pour augmenter ses jouissances et assouvir son insatiable appétit.

Mais en multipliant, en modifiant ainsi les éléments de notre alimentation, sommes-nous conséquents avec nous-mêmes? ne nous trompons-nous pas? suivons-nous les lois que nous a tracées la nature? Devons-nous vivre seulement de végétaux comme l'ont avancé quelques philosophes? Laissons aux siècles des fictions ces brillantes théories colorées des charmes de l'éloquence et de la poésie; elles s'éclipsent devant les lumières de la raison et de la vérité, et c'est en vain que *Pythagore* et d'autres législateurs ont voulu nous guider vers les habitudes frugales des anachorètes : l'organisation parle plus fort qu'eux, les illusions se dissipent devant les faits, l'*homme est omnivore*; sa structure anatomique le prouve, et il ne peut se soustraire à sa condition. Seulement, la nature l'a organisé de manière à se conformer à une foule de circonstances, surtout aux localités, en fesant prédominer le règne végétal ou le règne animal. Ainsi les habitants des côtes maritimes sont spécialement *ictiophages* par l'abondance de *leur pêche*, et les peuples cultivateurs font prédominer les végétaux.

Mais une nouvelle question hygiénique se présente : devons-nous user des substances alimentaires telles que la nature nous les offre, ou devons-nous leur faire subir quelques apprêts ? De même que nous ne trouvons aucune peuplade se nourrissant seulement ou de végétaux ou de la chair des animaux, si ce n'est par influence religieuse, de même aussi, nous n'en voyons aucune qui ne fasse subir quelques préparations aux substances dont elle doive se nourrir, seulement l'art qui la guide est comme son intelligence et son état social : il est dans l'enfance. Ainsi donc nous pouvons peut-être avancer que l'art de préparer les éléments de l'alimentation est une conséquence de l'organisation humaine, et c'est par ces préparations plus ou moins simples, plus ou moins compliquées que nous pouvons modifier, corriger certaines propriétés alimentaires, et les rendre plus aptes à accomplir le but de la digestion. Alors ne serait-il pas permis de croire que les racines indigestes, les viandes fumées des premiers peuples et des sauvages, le bétel, le piment, la kiava des Indiens, le brouet des Spartiates, les vins fumés des Romains, etc., offraient à l'acte digestif des inconvénients peut-être plus grands que nos bois-

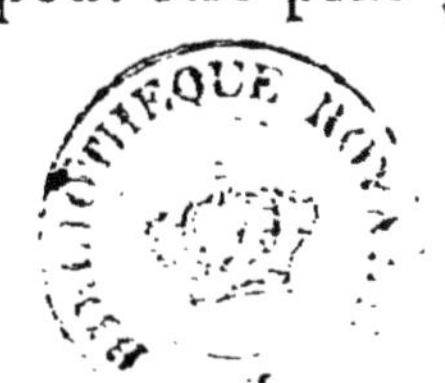

sons artistement préparées, que nos aliments modifiés de mille manières par l'art culinaire, et que la gloutonnerie des premiers temps n'est pas plus digne d'envie que la gourmandise de nos modernes Lucullus?

Mais disons-le avec vérité, l'éducation a fait apprécier à sa juste valeur cette perfection, en fesant éviter l'*excès*, qui est le plus grand vice et le plus funeste écueil de toute espèce d'alimentation.

C'est pour éviter les effets de certaines nourritures que la plupart des législateurs ont inséré dans leurs lois les règles hygiéniques les plus sévères. Souvent même, pour mieux contraindre des masses ignorantes, ils ont emprunté la voix de leurs oracles, ils en ont fait des dogmes religieux. Ainsi, *Moïse* défend la chair de porc aux Hébreux disposés aux maladies cutanées, et surtout à la lèpre ; *Mahomet*, qui craignait l'effet des boissons fortes sur les passions bouillantes de ses Arabes, leur défend le vin, et, de tout temps, des lois et des principes religieux modèrent l'usage de certains aliments : on ordonne l'abstinence à certaines époques, presque toujours d'après des considérations hygiéniques destinées à conserver la santé, à prévenir les maladies. Mais qu'est-il arrivé le plus souvent de ces lois ? C'est que les besoins ou les passions les ont fait éluder. Ainsi les adorateurs du *Coran* remplacent l'action tonique de nos boissons fermentées par l'opium et les aromates de l'orient; et l'exaltation des passions, l'ivresse, le délire et la mort sont souvent les suites des excès de ces breuvages.

Mais quels que soient les substances destinées à la nourriture des hommes, de tout temps des lois conservatrices ont présidé à cette importante partie de l'hygiène, soit pour en soigner la qualité, soit pour en assurer l'abondance. Les Romains avaient institué des *édiles* pour veiller à l'exécution de ces lois; mais le moyen âge, ainsi que les derniers siècles, a vu s'évanouir ces bienfaits de la civilisation. Aussi, quel triste et lugubre tableau nous offrent ces malheureux temps! et faut-il s'étonner des ravages qu'exerçaient les maladies sur des peuples affamés, sur des peuples affaiblis par les plus cruelles privations? La disette commençait cette funeste tâche, que venaient achever les contagions et les épidémies, ou ces derniers trouvaient dans la famine le plus puissant comme le plus terrible des auxiliaires.

C'est donc à l'oubli de ces précautions salutaires, c'est en partie à ces causes que l'on doit attribuer la fréquence de ces espèces de *choléra* qui ravagèrent si souvent notre ville pendant le seizième et le dix-septième siècle. Je dis *ces espèces de choléra*, parce que cette maladie, qui nous menace encore, me paraît être la même que celle qui désola cinq fois notre ville dans les siècles que j'ai cités. Si elle offrit quelques symptômes de plus, elle les dut à différentes causes, surtout à la civilisation moins avancée, et à la privation des choses les plus nécessaires à la conservation de la santé et de la vie. D'une part, le nombre des indigents était immense; de l'autre, les fortunes étaient concentrées. Notre ville était couverte d'établissements de religieux qui, plus éclairés et plus prévoyants, accumulaient les céréales; les riches s'approvisionnaient; d'avides spéculateurs venaient encore augmenter la misère publique; et le pauvre, incapable et insouciant sur l'avenir, affaibli par une longue et cruelle abstinence, n'avait plus pour résister au fléau contagieux, aux miasmes délétères, que sa faiblesse et son désespoir.

Aussi l'une de ces maladies fit, en 1628, périr près de soixante-et-dix mille personnes dans notre cité, où tous les éléments de destruction semblaient se réunir. Mais au milieu de semblables désastres, ce qui doit nous consoler et répandre une teinte moins triste sur ces temps calamiteux, c'est la pitié bienveillante, c'est la bienfaisance de nos aïeux. Poussant jusqu'au plus haut degré ces nobles sentiments, on leur vit faire les plus grands sacrifices pour secourir l'infortune et la misère.

Une affreuse disette désole les villes et les provinces circonvoisines; les gouvernements inhabiles se taisent devant de si terribles infortunes. Cinq mille malheureux, sans guides et sans aliments, sont jetés sur des barques et abandonnés au courant du fleuve; c'étaient des enfants, des vieillards trop faibles pour se défendre, et jugés bouches inutiles par les plus forts. Ils abordent bientôt, avec la faim et le désespoir, sur nos rives hospitalières. Nos pères les reçoivent, partagent avec eux leurs faibles ressources, les arrachent à une mort certaine, et deux mois après les renvoient dans leur patrie chargés de provisions et pénétrés de reconnaissance (1).

De pareilles calamités ne pourront plus dévaster nos fertiles contrées. Les progrès de la civilisation et de l'agriculture nous ont pour toujours affranchis des horreurs de la famine, et grace aux efforts d'une philanthropie que la postérité ne saurait trop honorer, cette *solanée* que l'on devrait toujours appeler *parmentière*, remplacera les céréales dans les temps de disette, et les maladies épidémiques et contagieuses ne trouveront plus cet élément si favorable à leur malignité.

Cependant on peut dire qu'il reste beaucoup à faire pour compléter cette partie si importante de l'hygiène; car, si elle touche à sa perfection

(1) Une quête fut faite par les citoyens les plus estimés; toutes les fortunes donnèrent, les citoyens de la ville et les étrangers; le clergé offrit de vendre jusqu'aux vases d'argent qui servaient aux cérémonies religieuses. Le superflu de cette quête concourut à fonder l'hospice de la Charité.

pour les individus, pour les masses elle offre de grandes lacunes qu'il appartient à notre siècle de lumières de combler. Des céréales altérées, des viandes corrompues ou de trop jeunes animaux, des végétaux cueillis avant leur maturité, des boissons altérées, sont à chaque instant introduits dans notre ville, et y causent une foule de maladies, surtout chez le peuple peu soigneux et peu favorisé de la fortune. Espérons que nos nouveaux édiles (1) marcheront sur les traces de ceux de l'antique Rome, et que l'humanité n'aura bientôt plus à gémir sur de semblables atteintes aux lois sacrées de l'hygiène.

Enfin, Messieurs, ce qui reste encore à faire, c'est de fournir à notre population une eau saine et abondante; et quel pays fut mieux favorisé de la nature que le nôtre : le fleuve le plus beau coule dans son sein et lui offre les eaux les plus pures de la France, et des machines hydrauliques, mues par la propre force du courant, pourraient à peu de frais répandre dans presque tous les quartiers de notre ville des eaux salubres et bienfaisantes (2).

(1) De nouveaux comités, composés d'hommes instruits et dévoués, viennent d'être créés pour remplir à peu près les fonctions des édiles.

(2) Les eaux du Rhône sont peut-être les plus pures de l'Europe : elles se dépouillent très vite des substances qu'elles tiennent en suspension, et en contiennent très peu en dissolution.

8° L'air, considéré si long-temps comme un élément, est indispensable à la vie de tous les êtres organisés; mais pour qu'il remplisse convenablement ce but, il faut qu'il soit pur ou dans les conditions que lui a imprimées la nature. Ainsi l'atmosphère composé d'oxygène, d'azote et d'un atome d'acide carbonique, offre diverses températures: la lumière solaire le modifie, le fluide électrique le sature, les vents l'agitent; et, par des dispositions accidentelles ou topographiques, l'eau, des vapeurs nombreuses, des miasmes délétères, des émanations de toute espèce se pénètrent, se combinent avec lui, et lui enlèvent les qualités nécessaires et indispensables à l'entretien de la santé, à la conservation de la vie.

Si les hommes, dès le principe de leur réunion en famille, en société, avaient pu jouir des fruits d'une intelligence perfectionnée, ils auraient recherché les climats et les localités les plus convenables à leur santé et à leur bonheur, ils auraient fui ces pays hyperboréens où une nature marâtre ne produit que des êtres dégénérés, des arbres tristes et stériles et quelques plantes inutiles; ils auraient abandonné ces régions embrasées où les feux trop ardents du soleil consument rapidement la vie; ils auraient délaissé ces plages désolées, de même que tous les lieux insalubres, pour habiter les régions tempérées que la nature a pourvues de toutes ses richesses, d'un air doux, de fruits abondants, de précieuses céréales et d'une végétation vigoureuse; ils auraient placé leurs habitations loin des eaux stagnantes, et se seraient entourés de toutes les commodités de la vie pour respirer sainement, et parcourir une longue et heureuse carrière. Mais il ne pouvait en être ainsi : ce n'est que pas à pas que l'intelligence humaine s'avance vers son véritable but, le perfectionnement; de là les influences de l'habitude sur les climats et les localités, l'imperfection des habitations et de leur situation sanitaire. Les anciens, surtout les Romains, ont souvent montré dans le choix qu'ils ont fait et des lieux et des modes d'architecture, qu'ils tenaient beaucoup à s'établir d'après des lois hygiéniques, fruit de l'expérience et du raisonnement. Cependant ces derniers, en plaçant leurs colonies sur de riants coteaux, en érigeant des villes sur des lieux élevés, ont plus souvent été guidés par les lois de la stratégie que par celles de l'hygiène. Admirons et tâchons d'imiter leur goût et leurs travaux pour tout ce qui pouvait concourir au bonheur de la vie, à la destruction des causes d'insalubrité, purifier l'air, assainir les marais, et rendre les habitations aussi saines qu'agréables. Ainsi *Vitruve* rapporte que la ville de Salapia, placée sur les bords d'un marais insalubre, fut tranportée à quatre milles, sur un sol plus hospitalier, où ses habitants recouvrèrent la santé. On connaît tous les efforts de *Jules-César* et d'*Auguste*, et même de *Sixte-*

Quint, pour dessécher les marais Pontins, et nous sommes loin d'égaler les Romains dans la théorie et l'exécution de pareilles lois sanitaires, soit dans l'hygiène publique, soit dans l'hygiène privée.

Dans le moyen âge et dans les derniers siècles, on aurait dit que l'intelligence humaine avait fait un pas rétrograde, tant fut porté loin l'oubli des plus importantes précautions. Nos pères bâtissaient indifféremment auprès des lieux les plus malsains ; les mares les plus impures ne les repoussaient pas plus que l'altération de leur santé et une mort anticipée ; ils construisaient aveuglément dans les eaux ; ils accumulaient maisons sur maisons, et resserraient tellement les communications, que l'air n'y pouvait plus circuler librement ; les rayons bienfaisants du soleil n'y pénétraient plus, des débris humides étaient absorbés par le sol dépourvu de pavés ; des ruisseaux impurs circulaient lentement ou stagnaient au milieu des places et des rues, comme pour y attendre l'influence des pluies, des vents, des rayons solaires, et répandre de tout côté la contagion et la mort. Aussi, dans ces vieux temps, comme de nos jours, l'air pur de la campagne a-t-il été fréquemment un refuge contre les maladies pestilentielles, comme il sera toujours une source de santé et de pures jouissances. Là, les parfums des fleurs, la pureté et la libre circulation de l'air embellissaient la vie et repoussaient les miasmes délétères. *Héro-*

dien rapporte que l'empereur *Commode*, pour échapper aux ravages de la peste, et d'après l'avis des médecins, se réfugia dans un lieu délicieux entouré de bois de lauriers. Les maladies fomentées par les grandes agglomérations, ou par les épidémies et les contagions, répandent rarement leurs désastres au milieu des champs, si ce n'est dans ces cas si rares où toutes les calamités se réunissent pour favoriser l'empire du mal; mais le plus souvent, ces maladies dévastatrices ne dépassent pas le milieu de nos coteaux, comme l'attestent les souvenirs de ces temps calamiteux (1). Ainsi, nos pères en méprisant les leçons d'hygiène transmises par leurs aïeux, subirent la peine de leur incurie et de leur ignorance. Heureusement notre siècle, plus favorisé, ne craint plus la plupart de ces causes de destruction; mais, il faut le dire, si l'on a beaucoup fait, il reste encore beaucoup à faire. Espérons qu'un gouvernement tutélaire

(1) Dans les diverses maladies qui ont ravagé notre cité et ses environs dans les siècles précédents, on remarque généralement qu'elles dépassaient rarement une certaine hauteur. Ainsi, l'épidémie qui en 1628 moissonna si cruellement la population Lyonnaise, s'arrêta au milieu du coteau de La Croix-Rousse : on voit encore au milieu de la Grande-Côte, cette inscription: *Gratia Dei, non ultra pestis, anno* 1628. Elle ne dépassa pas non plus le même niveau du coteau opposé, Fontanière, au dessous de la belle position de Sainte-Foy.

répandra sur notre cité les bienfaits de l'hygiène, et alors nul ne pourra lui disputer le premier rang pour la beauté et la salubrité.

Ainsi, encaisser les rivières pour faire disparaître des plages humides et favoriser la navigation, élargir les voies publiques, faire disparaître peu à peu ces quartiers hideux, foyers continuels d'infection, éloigner les dépôts et les fabriques qui altèrent la pureté de l'air, isoler les abattoirs et les placer au milieu des fleuves (1), enfin faire ruisseler partout des eaux destinées à nettoyer les places et les rues: voilà ce qu'il serait indispensable de faire pour accomplir une si importante tâche. Cependant, qu'il me soit permis de relever une erreur fréquemment avancée et soutenue de nos jours : on voudrait répandre constamment des eaux courantes dans la plus grande partie des rues de notre ville, pour en opérer plus facilement le nettoîment. Ce mode serait des plus pernicieux, surtout au milieu d'une population immense et active : il chargerait l'atmosphère d'une plus grande quantité de ces vapeurs humides

(1) Un des ilots du Rhône, élevé convenablement et communiquant au continent par un pont suspendu, ne serait-il pas le lieu le plus convenable pour cet important établissement, qui alors serait isolé, facilement arrosé et nettoyé au moyen d'une machine hydraulique, et éloignerait tous les dangers produits par les bêtes à cornes qui s'échappent si souvent de nos boucheries.

si favorables au développement des maladies. Mais ce qui conviendrait réellement, ce serait des courants instantanés pour laver les impuretés des rues, et des canaux souterrains pour recevoir les eaux de ces ruisseaux, afin de les exposer le moins possible à l'action de l'atmosphère (1).

Il ne suffit pas d'éloigner les causes d'insalubrité, il faut encore recourir à des *modificateurs* capables d'atténuer ou de détruire ces mêmes causes.

Les anciens ont eu recours à divers moyens

(1) On ne saurait trop insister sur les moyens propres à conserver la santé; mais il faut prendre garde que l'apparence du bien ne nous cache quelque vice plus dangereux que celui que l'on veut combattre, ou bien que son excès, en dépassant les bornes, ne produise de plus mauvais effets encore. Ainsi l'humidité répandue par les ruisseaux perpétuels, non seulement altérerait la pureté de l'air, mais encore attirerait une foule d'insectes tout à la fois incommodes et de mauvais augure, car leur présence en grand nombre annonce toujours l'insalubrité de l'air et l'approche des maladies. Mais des fontaines à des distances convenables qui, pendant un temps donné, verseraient des eaux vives dans les ruisseaux pour entraîner les immondices, et dont le superflu se perdrait ensuite dans des canaux souterrains, donneraient tous ces avantages et éviteraient tous ces inconvénients. De plus, ces canaux, faciles à établir, recevraient le plus fréquemment et le plus promptement possible les eaux malsaines des ruisseaux pour les conduire dans nos fleuves, afin de les laisser peu de temps en rapport avec l'atmosphère.....

pour modifier l'air, surtout pendant les temps humides, malsains, et pendant le règne des maladies épidémiques. *Hippocrate* conseillait d'allumer de grands feux dans de pareilles circonstances. Ce procédé, quoique négligé et blâmé par quelques auteurs, avait déja quelque chose de salutaire par la combustion d'une certaine masse d'air et la chaleur qu'il lui communiquait; ce qui détruisait en partie son humidité, condition si favorable aux influences délétères. La combustion des bois résineux et odoriférants, surtout du laurier d'Apollon, les aspersions de vinaigre et des alcoholats aromatiques produisaient aussi un peu d'effet, mais ne pouvaient détruire les grandes causes d'insalubrité. Heureusement que, de nos jours, nous possédons, graces aux progrès de la chimie, des modificateurs plus énergiques à l'aide desquels nous pourrons braver ces contagions, ces épidémies qui, naguère, décimaient à chaque instant l'espèce humaine. Ainsi, les fumigations du morveau, la déflagration de la poudre à canon, surtout les chlorures alcalins et les vapeurs sulfureuses nous offriront des ressources précieuses que ne possédaient pas nos aïeux.

Je signalerai spécialement les vapeurs sulfureuses, soit par rapport à la force de leur propriété *désinfectrice*, soit par la facilité de les produire et de les répandre à peu de frais d'une manière plus générale. Cependant, ce moyen si simple est à peine signalé, sans doute parce qu'il est trop facile.

On dégagera ces vapeurs de la combustion du soufre ou de la houille; on en saturera l'air des rues, des places, des cours, même des maisons. C'est à tort que l'on mépriserait ce modificateur sous prétexte de son odeur désagréable: quand il s'agit de maladies qui menacent la vie, faut-il s'arrêter à de si futiles motifs. On pourrait, même au milieu des contagions, en imprégner les vêtements (1). J'ai rappelé, il y a quelque

(1) Les vapeurs sulfureuses sont très saines et fatiguent peu nos organes, lorsqu'elles sont répandues modérément dans l'atmosphère. Aussi, c'est peut-être à cette vapeur qui s'exhale de la combustion du charbon de terre, que nos ouvriers doivent en partie la conservation de leur santé; car il est incontestable que, depuis l'usage général de ce combustible dans notre ville, les maladies épidémiques et contagieuses y sont beaucoup moins fréquentes et moins graves. La combustion du charbon dégage une grande quantité d'acide sulfureux qui, bien loin de fatiguer l'organisme, purifie l'air, et cela avec d'autant plus de facilité que celui-ci est plus humide, action bien importante, car c'est alors que l'air a le plus besoin de ce modificateur. *Hoffman* a avancé avec raison que la vapeur de la houille purifie l'air, et il la croyait favorable au traitement des maladies de poitrine. Son influence est remarquable dans les pays riches en mines de charbon, comme on peut l'observer à Saint-Étienne. Suivant d'anciennes traditions, le faubourg de Vaise fut préservé de la peste par ses fours à chaux entretenus par la combustion de

temps, comment la ville d'Aix fut préservée des deux terribles contagions qui ravagèrent l'Europe en 1564 et 1628, c'est un fait historique incontestable. Le sénat se réfugia dans cette ville, soumise cependant aux mêmes conditions que les contrées voisines ravagées par une de ces cruelles maladies; il fit répandre les eaux thermales dans les rues; la ville fut, pour ainsi dire, constamment plongée dans une atmosphère de vapeurs sulfureuses, et tous les habitants échappèrent aux horreurs de la contagion (1).

Je termine cette exquisse imparfaite de nos lois hygiéniques, en me félicitant d'élever la voix pour la cause sacrée de l'humanité devant des hommes dignes de l'entendre, devant des hommes qui, pénétrés de la noble tâche qui leur est confiée, sacrifient leurs propres intérêts, leurs plus précieux instants au plus bel acte de dévoûment et de charité, à la gestion de ces hôpitaux, digne héritage de la pitié bienfaisante de nos pères.

la houille..... Ne pourrait-on pas présumer que si la nombreuse population de Londres n'a pas été plus maltraitée par le choléra, elle le doit à la combustion de la houille et aux vapeurs de cette combustion qui sature l'atmosphère, etc.?

(1) Hist. de la Chambre des comptes de Savoie, par Caprei (page 101), et Thèse du docteur Despine, médecin des eaux d'Aix.

Et vous, Messieurs les Élèves, vous voyez quelle immense carrière vous avez à parcourir; si elle offre quelques écueils, elle est riche en espérances et en pures satisfactions : vous apprenez à connaître l'homme et à le défendre contre la douleur et la mort. Pour vous, le passé nous répond de l'avenir, et nous en avons pour garant le dernier concours (1). Nous l'exprimons hautement, avec autant de vérité que de satisfaction, vous avez honoré l'école de Lyon dans ces deux jours de difficiles épreuves. Continuez à profiter de ce bel âge de la vie pour perfectionner votre instruction, et vous rendre dignes de la place que vous devez occuper dans la société. Quant à nous, pénétrés de la noble mission qui nous est confiée, nous ferons tous nos efforts pour l'accomplir honorablement, et nous trouverons dans vos succès, notre plus douce récompense.

(1) Dans le dernier concours, composé d'épreuves verbales et écrites, les élèves ont presque tous montré des connaissances aussi précises qu'étendues, en anatomie, en pathologie interne et en chirurgie.

www.ingramcontent.com/pod-product-compliance
Ingram Content Group UK Ltd.
Pitfield, Milton Keynes, MK11 3LW, UK
UKHW020220200726
13856UKWH00004B/1526

HYGIÈNE PROFESSIONNELLE

L'OUVRIER
MÉGISSIER

PAR

LE Dr CHOQUET

LAURÉAT DE LA FACULTÉ DE PARIS
OFFICIER D'ACADÉMIE
MEMBRE DE LA SOCIÉTÉ DE MÉDECINE PUBLIQUE ET D'HYGIÈNE PROFESSIONNELLE
MEMBRE DE LA SOCIÉTÉ D'ANTHROPOLOGIE

PARIS
ADRIEN DELAHAYE ET ÉMILE LECROSNIER
PLACE DE L'ÉCOLE-DE-MÉDECINE

1882

HYGIÈNE PROFESSIONNELLE

L'OUVRIER MÉGISSIER

PAR

LE Dr CHOQUET

LAURÉAT DE LA FACULTÉ DE PARIS
OFFICIER D'ACADÉMIE
MEMBRE DE LA SOCIÉTÉ DE MÉDECINE PUBLIQUE ET D'HYGIÈNE PROFESSIONNELLE
MEMBRE DE LA SOCIÉTÉ D'ANTHROPOLOGIE

PARIS
ADRIEN DELAHAYE ET ÉMILE LECROSNIER
PLACE DE L'ÉCOLE DE-MÉDECINE

1882

HYGIÈNE PROFESSIONNELLE

L'OUVRIER
MÉGISSIER

CONSIDÉRATIONS GÉNÉRALES SUR LE TRAVAIL DE LA MÉGISSERIE

L'industrie de la *mégisserie* comprend deux branches principales, la *mégisserie du mouton*, et la *mégisserie de la petite peau*.

La première a pour objet la fabrication des *chabraques*, *housses*, *tapis de pelleterie*, *cuirs blancs*, *basanes*, *sumacs*, *veaux mégis;* la seconde se rapporte à la préparation des cuirs d'*agneau* et de *chevreau* destinés à la ganterie, des peaux de *veau* et de *chevrette* employées pour la confection des chaussures fines.

MÉGISSERIE DU MOUTON

Lorsque la peau sortant de l'abattoir doit rester en laine ou en poil, l'ouvrier lui fait subir un premier lavage *dessaignage*, la place sur le *chevalet*, l'*écharne*, la *rogne*, la *relave*, nettoie sa laine ou son poil à l'eau de savon avec addition de carbonate de soude, la place sur un tréteau où elle s'égoutte et la dispose sur une table pour la *passer*. Cette opération, qui a pour but la conservation de la laine ou du poil, consiste dans l'imbibition de la *chair* au moyen d'un tampon préalablement trempé dans une solution double d'alun et de sel marin.

Les peaux *houssées*, pliées de telle façon que la laine ou le poil ne touche point le liquide salin, qui le verdirait, sont empilées dans un cuvier, *relevées* douze heures après, *traversées* sur le chevalet, *repassées*, repliées de tête en queue, chair contre chair, lavées, égouttées, séchées à l'air et définitivement livrées aux teinturiers, ouvriers spéciaux étrangers à l'industrie qui nous occupe.

La seule modification qu'entraîne la préparation des peaux sèches destinées au même usage consiste dans le *reverdissage*, opération qui a pour but de leur rendre les qualités qu'elles possédaient à l'état frais.

Le *reverdissage* consiste à déposer les peaux sèches dans des cuves remplies d'eau, à les placer le lendemain sur le chevalet pour leur faire subir la façon de l'*égraminage*, et les soumettre enfin pendant vingt-quatre heures à une nouvelle macération.

S'agit-il de procéder à l'abattage de la laine ou du poil, les peaux fraîches sont alors trempées dans la rivière, retirées immédiatement (*plonger*) et les peaux sèches sont *reverdies*.

Peaux vertes ou *reverdies*, développées dans toute leur grandeur, sont alors mises à plat, la laine ou le poil touchant le sol, et enduites d'une solution de *chaux*, que l'ouvrier étend au moyen d'un *gipon*, sorte de pinceau formé d'un chef de toile de $0^m,30$ à $0^m,40$ de long, avec ses fils non tissés, fixé à l'extrémité d'une tige de bois de $1^m,50$ à 2 mètres de long. Ces mêmes peaux, pliées en cœur, de telle façon que la laine ou le poil soit préservé du contact direct de la chaux, sont ensuite superposées dans un récipient qu'un courant d'eau achève bientôt de remplir, et sont retenues par des traverses en bois chargées de pierres pesantes qui les empêchent de flotter.

Les peaux ainsi *enchaussenées* sont enlevées au bout de deux ou trois jours, en été, de cinq à six en hiver ; rincées à l'eau, égouttées, séchées à l'air et soumises au *débourrage*.

Un procédé plus rapide consiste à ajouter une certaine quantité *d'orpiment* au lait de chaux destiné à enduire les chairs ; le mélange, employé le plus souvent à chaud, est étendu avec le gipon ; les peaux, pliées de tête en queue, sont ensuite empilées et deviennent bonnes à abattre au bout de huit à dix heures.

Le sulfhydrate de potasse, employé par quelques maisons, permet d'obtenir le même résultat au point de vue de la rapidité de l'épilage.

La solution aqueuse de ce sel, préparée à chaud, s'étend sur la chair, préalablement saupoudrée de chaux pulvérisée, au moyen d'une brosse en crin fixée à l'extrémité d'un manche de $1^{m},25$ de long (1).

Le *débourrage* ou épilage se fait sur le *chevalet*, bloc en bois d'orme de $1^{m},80$ de long sur $0^{m}\,40$ de large, convexe à sa partie supérieure, aplati à sa partie inférieure. La partie convexe est elle-même recouverte d'une plaque de zinc dépourvue d'aspérités.

Le *chevalet*, reposant par l'une de ses extrémités sur le sol, soutenu à l'autre bout par une *jambette* en fer ou en bois est incliné de telle façon que l'ouvrier placé à sa partie la plus haute, le tronc fléchi et les bras allongés puisse atteindre sans effort son tiers inférieur.

La peau étant placée sur le chevalet, la laine ou le poil en est détaché, au moyen d'un couteau à recasser qui, passant sur ses différentes parties, la transforme ainsi en *cuirot*.

Les *cuirots*, après avoir été suffisamment rincés, sont placés dans une cuve renfermant de l'eau de chaux (*plain de chaux*) et y sont mis constamment en mouvement au moyen d'une petite roue à palettes (*moulin*) disposée à cet effet.

Lorsque le mégissier les a reconnus aptes à subir le *travail de rivière*, il les retire, les rince de nouveau et les place sur le chevalet, où il les *écharne*, les *rogne*, les *décrasse*, les *contre écharne*, leur donne une dernière *façon de fleur* en ayant soin de les laisser *boire* entre chaque façon et de les faire *dégorger* par le *foulage*.

Pour exécuter ces différentes manœuvres, l'ouvrier placé au chevalet, et dont les pieds reposent cette fois sur un marche-pied en bois est séparé de la jambette par une tablette mobile (*caisse*) qui sert à fixer à volonté la peau sur son soutien.

L'abdomen appuyé contre la caisse, le mégissier promène alors

(1) Quelques fabricants d'Allemagne emploient, pour l'épilage, le sulfhydrate de calcium, mais l'usage de ce produit est encore fort peu répandu en France : ce sel aurait l'avantage d'être à la fois moins dangereux et plus économique que l'orpiment.

son couteau de haut en bas, *couteau de chair* (1) servant à l'écharnage et au rognage, *couteau de fleur* (2) destiné à la façon de fleur ou *recoulage*.

Après le travail de rivière les peaux sont déposées dans un bassin d'eau propre, puis égouttées.

Lorsqu'il s'agit de les transformer en peaux blanches, la première opération consiste à préparer leur *nourriture*.

Dans un baquet d'une contenance d'environ dix litres, l'ouvrier délaye, à cet effet, quatre kilos de farine, au moyen d'une solution chaude d'alun et de sel marin qu'il y ajoute petit à petit.

Versée dans un cuvier destiné à cet usage, la nourriture reçoit, ensuite les cuirs qu'elle doit blanchir. Ces derniers, au nombre de douze à quinze habituellement, étirés dans tous les sens constituent la *passée*, qui, enlevée de son cuvier et déposée dans un baquet à deux anses (*bène*), est foulée ensuite au moyen d'un pilon.

Lorsque les peaux sont suffisamment nourries, l'ouvrier les étale les unes sur les autres dans un nouveau récipient, les lève le lendemain, les place sur un madrier en bois, les y laisse égoutter et les transporte au séchoir dans une sorte de hotte nommée *bachot*.

Les cuirs blanchis, pliés de tête en queue, la fleur en dedans, superposés en partie par le flanc, sont alors placés sur des perches ou *pessons*, établis à cet effet dans la pendrie.

Quand leur partie exposée à l'air est reconnue sèche, le mégissier les décolle, les retourne sur les pessons, les y laisse jusqu'à parfait séchage et les assemble enfin par paquets de cinquante.

Lorsque les peaux blanchies sont destinées à supporter le travail du *palisson*, l'ouvrier les trempe dans un bassin d'eau propre, les laisse égoutter, les *repasse* afin de s'assurer qu'elles ont assez *d'humeur* pour être étirées, les fait égoutter une seconde fois, les plie deux à deux flancs contre dos, pour les superposer ensuite dans

(1) Le couteau de chair est formé d'une lame d'acier demi-circulaire de $0^m,07$ à $0^m,08$ de large, de $0^m,25$ à $0^m,30$ de long, emmanchée à ses deux extrémités dans des poignées en bois et affilée principalement dans sa partie convexe.

(2) Le couteau de fleur a la même disposition que le couteau de chair, mais sa lame, plus étroite que celle de ce dernier, est mousse sur les deux bords.

un tonneau et les y mettre en presse au moyen de pierres qui les chargent. Dès le lendemain, ces cuirs sont aptes à subir les manœuvres du *palissonnage*.

Le *palisson* servant à *ouvrir* les peaux se compose d'une lame de fer convexe, large de 0m,30 environ, emmanchée à l'extrémité d'une planche verticale implantée elle-même sur un bloc de bois, long de 1 mètre sur 0m,30 de large.

L'ouvrier prend les peaux, les déplie et, les saisissant une à une par les extrémités, les fait glisser deux fois dans chaque sens et du côté de la chair, sur la lame mousse du palisson, en s'aidant du genou nu pour les étirer.

Ces peaux une fois *ouvertes* sont séchées à l'air, assemblées en douzaines, mises en presse de nouveau et soumises au palisson pour y subir le *redressage*. Ce dernier travail se pratique comme celui de l'ouverture avec cette différence toutefois qu'il nécessite l'affilage de la lame métallique.

Les peaux *redressées* sont ensuite placées sur un chevalet spécial où elles achèvent de s'aplatir (*mise à quatre pattes*) et livrées enfin aux nombreuses industries qui en font usage.

La préparation des peaux destinées à subir l'opération du tannage se distingue de celles des précédentes à partir du travail de rivière.

Les cuirots, une fois écharnés, contre-charnés, etc., etc., sont placés dans un cuvier rempli en partie d'eau chaude tenant en suspension une certaine quantité de son ; la fermentation ne tarde pas à s'établir dans ce cuvier et le confit est ainsi constitué.

Les cuirs assouplis par leur séjour dans le confit en sont retirés au bout de vingt-quatre heures en hiver et de douze en été ; toutefois ce séjour doit se prolonger jusqu'à huit à dix jours en hiver et trois ou quatre en été, lorsque le confit a été préparé à froid.

Remises sur le chevalet, les peaux sont débarrassées du son qui leur adhère au moyen du recoulage de chair et du recoulage de fleur, puis déposées après lavage dans une cuve renfermant du tan en macération.

Une roue à palettes, permet de les déplacer, afin de régulariser ainsi l'action du tannin sur leurs différentes parties.

Cette roue est tournée pendant quatre heures consécutives le premier jour d'*encuvage*, puis un quart d'heure les jours suivants; cette opération constitue le *coudrement*. Au bout d'une huitaine de jours, les peaux sont levées, l'écorce de chêne renouvelée et le *refaisage* ainsi effectué; il suffit alors de mettre la roue quotidiennement en mouvement pendant deux heures le premier jour et un quart d'heure les cinq à sept jours suivants pour obtenir un tannage suffisant pour la *mise en fosse*.

Les cuirs retirés et égouttés sur des tréteaux sont ensuite pliés de tête en queue et placés régulièrement dans une grande cuve de chêne, enfoncée en terre (*fosse*) au fond de laquelle une couche de tan a déjà été disposée; une nouvelle couche tannique vient recouvrir ces cuirs, un second rang de peaux est superposé à ce plan d'écorce et ainsi de suite. La cuve une fois remplie est chargée de pierres et un faible courant d'eau, ou mieux encore de jus de tan humecte le tout.

Au bout de six semaines à deux mois, ces peaux sont levées, battues sur la *tine* ou au bâton et remises en fosse comme précédemment. mais dans le sens inverse de celui qu'elles occupaient primitivement,

Ces peaux, suffisamment tannées au bout d'un mois et demi de séjour dans ces secondes fosses, sont retirées, *ébuttées* sur un chevalet avec un couteau à fleur ou sur une table au moyen d'une râclette en cuivre (*étire*), puis huilées du côté de la fleur avec de l'huile de poisson.

Un mode de tannage plus expéditif et plus particulièrement appliqué aux basanes destinées à la maroquinerie est le tannage au sumac (1).

Il consiste à faire séjourner les peaux dans deux ou trois macérations successives de sumac, macérations contenues dans des cuviers de chêne et agitées par la roue à palettes dont nous avons parlé. Cette roue doit être tournée pendant huit heures consécutives le premier jour d'encuvage et un quart d'heure les deux ou trois jours suivants.

(1) Poudre obtenue par la trituration de feuilles et d'écorces sèches de divers rbustes de la famille des térébinthacées.

Quel que soit d'ailleurs le procédé de tannage employé, les basanes et les sumacs sont montés au grenier, accrochés par les deux pattes de la culée à des clous destinés à cet effet, et lorsque leur séchage est suffisant, sont empilés à plat et mis en presse.

Il ne reste plus alors qu'à étirer les sumacs sur le chevalet et ouvrir les basanes au moyen de l'*estreck*.

Ce dernier travail a pour objet d'aplatir la peau et d'enlever à la chair ses dernières aspérités ; il se pratique à l'aide d'un instrument formé d'une lame peu tranchante de forme annulaire fixée à l'extrémité d'un manche de bois de $0^m,30$ environ de long et formant béquille. Un tréteau spécial dit *paroir* permet, par l'intermédiaire de sa barre mobile, de fixer la peau par l'un de ses côtés ; l'ouvrier, pour la tendre la saisit alors d'une main par le bout opposé, tandis que son autre main dirige l'estreck solidement appuyé contre l'aisselle par son manche et parcourant de haut en bas toute la surface de la basane.

Ce dernier travail achevé, les peaux sont loties, mises en douzaines, et livrées aux industries auxquelles elles s'approprient.

L'estreck ne sert pas seulement à l'apprêt des basanes, il est encore utilisé dans certains cas pour le parage des peaux en poil.

Ces dernières, imbibées au préalable du côté de la chair au moyen d'un gipon trempé dans l'eau ou dans une solution d'alun, sont empilées deux à deux chair contre chair, pliées de tête en queue et mises en presse pendant vingt-quatre heures, après quoi l'ouvrier les étire, les place sur le paroir, leur donne avec l'estreck tranchant un léger long de tête en queue et les ouvre sur le travers et des deux côtés.

Après séchage au grenier, ces peaux, de nouveau mises en presse sont replacées sur le paroir afin d'y être redressées sur le long, de tête en queue, puis de queue en tête, parées, battues de laine pour faire disparaître la poussière et mises en vente.

Les cuirots épais et de bonne qualité sont souvent destinés à être refendus ; l'opération qui a pour objet de séparer la chair de la fleur se pratique au moyen de machines spéciales dites *machines à refendre* ou *scies*. Ces outils, qui présentent différentes dispositions, sont constitués habituellement par un couteau rectiligne horizontal, à bord biseauté et tranchant, monté sur un bâti de fonte et animé d'un mouvement rapide de va et vient.

Fixée par l'un de ses bouts sur un rouleau tournant placé au-dessous du couteau, la peau, après le travail de rivière, est divisée dans son épaisseur et, tandis que sa chair séparée tombe naturellement sur le sol, sa fleur s'enroule au contraire sur le cylindre de bois qui la retient. Un ouvrier dirige le cuirot, pendant qu'un autre le tire à droite et à gauche, pour éviter qu'il ne se plisse.

La fleur mince ainsi obtenue et passée en blanc sert à la confection des buscs de corset, au bouchage des flacons de produits pharmaceutiques, produits chimiques; tannée au sumac s'applique à la fabrication des porte-monnaie, à la reliure. La fleur forte après tannage s'emploie pour la chapellerie, pour la confection des sacs de voyage.

De son côté la chair forte est livrée à la chamoiserie et la mince, passée en blanc et mise en couleur, est appliquée à l'usage de la gainerie.

MÉGISSERIE DE LA PETITE PEAU

La mégisserie de la petite peau s'adresse en général à des peaux sèches d'agneau et de chevreau.

La première opération consiste à faire tremper ces peaux pendant trois jours dans des cuves remplies d'eau, en ayant soin de les lever toutes les vingt-quatre heures et de renouveler le liquide où elles macèrent. Après la *trempe* vient la mise en *plains*, plains de chaux dont le degré de saturation est progressivement augmenté, plains mixtes composés de chaux et d'orpiment en proportions variables.

Après un séjour de dix à quatorze jours dans les plains de chaux de dix à douze heures dans les plains mixtes, la peau est bonne à être ébourrée ou épilée. Ce travail s'effectue sur un chevalet semblable à celui que nous avons précédemment décrit, mais garni cette fois d'une sorte de coussin fait de paille recouverte d'une double enveloppe de cuir épais.

Après l'ébourrage ces peaux reçoivent successivement un long de fleur qui les décrasse, puis une façon de chair et sont mises ensuite en confit.

Le confit de son, préparé comme il a été dit à propos de la mégisserie du mouton, est le plus communément employé.

Quelques mégissiers cependant le remplacent par le confit à l'excrément de chien. Quarante à cinquante kilogrammes de fiente sont soumis à l'ébullition dans mille litres d'eau. Le liquide ainsi obtenu est tamisé chauffé de nouveau jusqu'à la température de 35° environ et versé après refroidissement dans un cuvier qui ne tarde pas à recevoir les peaux à confire.

Ces dernières, après un séjour de une à deux heures dans le confit, qu'on a eu soin d'agiter au moyen d'un moulin, sont retirées, portées au chevalet pour y recevoir successivement une façon de chair et une façon de fleur, après quoi commence l'opération de l'*habillage*.

Pour habiller les peaux, il faut commencer par préparer dans un grand baquet de la farine de froment et une certaine quantité de jaunes d'œufs; le tout est ensuite délayé au moyen d'une solution tiède d'alun et de sel marin; la pâte ainsi formée est pétrie de façon à devenir homogène et reçoit alors la passée de peaux qu'elle doit nourrir. Deux ou trois ouvriers jambes et pieds nus, entrent ensuite dans le baquet et y foulent les peaux pendant une ou deux heures, en ayant soin de les retourner de temps en temps pour qu'elles soient habillées régulièrement.

Ces peaux, une fois passées, sont séchées sur les pessons de la pendrie et reçoivent un second foulage qui les assouplit et facilite ainsi le travail des *palissonniers*

Ces derniers les *ouvrent* et les *redressent* sur l'outil que nous avons décrit et de la manière que nous avons expliquée, et l'opération une fois terminée, les peaux sont alors triées et *mises en recettes* par paquets de trois douzaines.

PERFECTIONNEMENTS MÉCANIQUES DE LA MÉGISSERIE

Depuis quelques années un certain nombre de perfectionnements ont été apportés à cette industrie, et les procédés mécaniques tendent chaque jour à se substituer aux manœuvres que nous venons de décrire. Toutefois la transformation s'opère lentement et sera nécessairement limitée, car il ne faut pas perdre de vue que le travail de la mégisserie s'applique à des peaux, jusqu'à un certain point dissemblables entre elles, et qui, par cela même, méritent d'être traitées individuellement d'une façon particulière.

Dans les établissements bien outillés existent des *presses à essorer* (*presses hydrauliques, ou presses à cylindres*), des machines destinées soit à *dessaigner* ou *reverdir* les peaux, soit à les *vider* en sortant des *plains*, soit enfin à les fouler après l'*habillage* (*tonneaux tournants, turbulents*, etc., etc.).

A côté des machines à *échardonner* et à *tondre* les peaux de mouton en laine viennent se placer les *machines à travailler de rivière*, qui prennent chaque jour une place plus importante dans la mégisserie du mouton et suppriment en partie la manipulation des peaux sur le chevalet.

Bon nombre de fabriques possèdent aussi des étuves affectées, surtout en hiver, au séchage des cuirs et des laines.

Au point de vue de l'hygiène, les différents appareils dont nous venons de parler n'offrent aucune particularité digne de remarque; seules les machines à travailler de rivière présentent, comme les machines à refendre, mais à un degré cependant moindre, l'inconvénient pour l'ouvrier inattentif d'exposer ses doigts maladroitement engagés à l'action du couteau tranchant qui leur appartient.

C'est en vain, jusqu'ici, qu'on a cherché à effectuer mécaniquement la manœuvre pénible du palissonnage; les machines qui ont été créées dans ce but, n'ont donné que des résultats fort imparfaits.

PERSONNEL EMPLOYÉ DANS LES MÉGISSERIES

Le personnel de la mégisserie, qu'il s'agisse de l'industrie du mouton ou de celle de la petite peau, comprend deux catégories d'ouvriers : les *mégissiers*, employés aux différentes manipulations que nous venons d'énumérer, le palissonnage excepté, et les *palissonniers*, spécialement affectés à l'ouverture et au redressage des peaux.

L'apprentissage du mégissier commence à l'âge de quinze ans environ et comporte une rétribution journalière de 2 francs à 2 fr. 50 pour les trois premiers mois, et de 3 à 4 francs pour les mois suivants; au bout d'un an et demi à deux ans, l'apprenti suffisamment expérimenté passe ouvrier, et touche en cette qualité un salaire quotidien variant de 5 à 7 francs.

Les jeunes gens qui se destinent au palisson, n'apprennent habituellement cette façon qu'après s'être mis préalablement au courant des manœuvres du travail de rivière.

La mégisserie étant une profession pénible ; tout individu dont la constitution est faible, se rebute dès l'apprentissage, et il en résulte que le personnel affecté à cette industrie présente ainsi, par voie d'élimination, des sujets doués d'une grande force musculaire, que l'exercice modéré contribue encore à entretenir.

Malheureusement l'exagération du travail, le mépris relatif des soins hygiéniques, l'installation souvent défectueuse des ateliers et du matériel, et plus encore, les excès auxquels quelques ouvriers se livrent, diminuent cette force musculaire, lorsqu'ils ne l'anéantissent pas complètement.

La catégorie des hommes de rivière se compose de sujets dont l'âge, variant entre dix-huit et soixante ans, atteint une moyenne d'environ trente-cinq ans, et celle des palissonniers comprend des ouvriers présentant une moyenne d'âge de vingt-huit années et dépassant rarement cinquante ans.

La journée de travail du mégissier est de dix heures ; elle commence le matin à six heures et est interrompue pendant une heure pour le repas.

Dans la mégisserie de la petite peau, la durée du travail est subordonnée aux besoins de la fabrication, qui demande dans certains cas à être menée vivement, aussi la journée, qui commence à six heures le matin, se prolonge-t-elle quelquefois au delà de sept heures le soir, avec une interruption d'une heure dans la matinée et d'une autre heure dans l'après-midi, pour les repas.

Les palissonniers, plus largement rétribués que les mégissiers, travaillent aux pièces et sont libres de l'emploi de leur temps.

INSTALLATION DES MÉGISSERIES

Les grands établissements de mégisserie, de construction récente, sont généralement installés dans des conditions hygiéniques assez satisfaisantes ; il n'en est pas de même de certaines petites mégisseries, où l'application des principes élémentaires de l'hygiène n'occupe qu'une place accessoire, lorsqu'elle ne fait pas absolument défaut.

Nous verrons plus loin à quels accidents, cependant, le patron indifférent à cette question expose son personnel, et nous lui indiquerons les moyens capables d'y remédier.

COSTUME DES OUVRIERS MÉGISSIERS ET DES PALISSONNIERS

Le mégissier, en arrivant à l'atelier, chausse ses sabots, met son tablier, et s'il travaille de rivière, repasse sur ce tablier une sorte de plastron en cuir destiné à le protéger contre l'humidité du chevalet. Dans la petite peau, ce plastron n'est pas en usage.

Le palissonnier, habituellement chaussé de pantoufles, se vêtit aussi légèrement que possible, afin de conserver la liberté de ses mouvements, et porte un pantalon, dont la jambe droite est coupée au niveau de la cuisse, de telle façon que le genou soit nu.

L'ouvrier, qui travaille à l'estreck, n'a point de costume qui lui soit particulier.

SIGNES PROFESSIONNELS

Le mégissier qui met en chaux, porte aux mains des excoriations, situées principalement aux interlignes articulaires de la face palmaire des doigts, et des ulcérations circulaires occupant les commissures interdigitales et la pulpe des doigts, surtout au pouce et à l'index gauches.

S'il est employé au tannage, ses mains, dont l'épiderme est sensiblement épaissi, sont fortement colorées en jaune brun, surtout du côté palmaire, et la coloration atteint jusqu'aux ongles.

La succession de la mise en chaux et du tannage accentue encore cette coloration, qui après suspension de tout travail persiste aux ongles pendant des mois entiers, en s'atténuant progressivement.

La manœuvre du couteau, chez l'ouvrier qui travaille de rivière, produit en outre des durillons occupant à droite et à gauche les éminences interdigitales palmaires, le bord interne de la première phalange du pouce et le bord externe de la région métacarpienne de l'index.

Le travail au chevalet détermine à la longue, chez les vieux mégissiers, la déformation du dos, par suite de la flexion habituelle du tronc, qui tend à incurver la colonne vertébrale dans sa portion dorsale, combinée avec l'allongement des bras, qui fait saillir en arrière le bord spinal des omoplates.

L'ouvrier qui travaille à l'estreck se reconnaît au durillon provoqué par le frottement persistant du manche de l'outil, durillon situé au point de réunion du bord externe de la paroi antérieure et du bord antérieur de la région scapulo-humérale de l'aisselle, à droite et à gauche.

Le palissonnier est porteur au genou droit d'un durillon volumineux, situé au devant du tiers inférieur de la région rotulienne, et d'un ou plusieurs autres plus petits occupant la région antéro-interne de l'articulation fémoro-tibiale; sous ces durillons, il est ordinaire de rencontrer une ou plusieurs bourses séreuses.

Il est à remarquer que cet ouvrier, en dehors de l'atelier, possède une certaine tendance à abaisser l'épaule droite; cette particularité provient de l'attitude professionnelle contractée par suite de la continuité du travail de l'ouverture (1).

MALADIES PROFESSIONNELLES

Les varicocèles, les varices et les ulcères variqueux sont assez communs chez les mégissiers; on conçoit que la station prolongée tende à les produire.

Les efforts violents, le port des fardeaux, la pression de l'abdomen par le chevalet déterminent fréquemment aussi, chez les individus prédisposés, l'apparition de hernies, dont la plus commune est l'inguinale.

A côté de ces accidents, dérivant directement du mécanisme du travail, viennent se placer les maladies développées sous l'influence du milieu où les ouvriers sont placés.

Les brusques changements de température auxquels sont soumis les mégissiers dans le cours de leurs manipulations, et l'humidité de l'atelier où s'effectue le travail de rivière, ont pour conséquence de développer chez les individus arthritiques, les divers troubles qui forment le cortège du rhumatisme.

Les accidents tenant à l'absorption des poussières par l'appareil respiratoire, sont spéciaux aux ouvriers de l'estreck et du palisson; on s'explique que la présence de ces poussières puisse produire l'em-

(1) Il est fort rare de rencontrer des palissonniers se servant du genou gauche pour ouvrir et redresser les peaux.

physème, la bronchite chronique, et dégénérer à la longue en pneumoconiose. C'est à ces diverses affections, auxquelles viennent s'ajouter parfois tous les désordres causés par l'alcoolisme, qu'il faut attribuer la mort prématurée d'un certain nombre de palissonniers.

L'action de l'orpiment sur l'organisme tout entier n'est pas aussi sensible qu'on pourrait le supposer tout d'abord, et les phénomènes d'intoxication générale sont assez rares chez les ouvriers qui mettent en chaux. Quelques-uns cependant, à la suite d'un travail exagéré, ressentent un sentiment d'âcreté et de chaleur à la gorge, et sont pris de coliques, de nausées, d'épistaxis, troubles imputables à l'introduction de l'agent toxique dans l'organisme.

En revanche, la manipulation prolongée du sulfure arsenical irrite directement les voies respiratoires, détermine parfois des accès de toux fort pénibles et provoque sur la peau, concurremment avec la chaux les ulcérations douloureuses dont nous avons parlé à propos des signes professionnels.

Les accidents produits par le sulfhydrate de potasse sont purement locaux et consistent dans des excoriations cutanées à peu près semblables aux précédentes.

Les durillons nombreux des ouvriers mégissiers et des palissonniers développent souvent la formation de bourses séreuses sous-jacentes exposées à tous les accidents qui constituent la pathologie de ces organes, blessures diverses, contusion, inflammation, épanchement, etc., etc.

Les crevasses des mains chez les mégissiers, du genou droit chez les palissonniers, si communes et si douloureuses, surtout en hiver, se trouvant en contact permanent avec la poussière des ateliers, avec la peau en travail, avec les produits chimiques employés, sont exposées à s'enflammer et à devenir le point de départ de lymphangites, d'érésipèles et de phlegmons, si l'ouvrier se montre inattentif à les soigner.

L'introduction, dans les tissus de la main et du genou, de corps tels que poils, échardes, etc., etc., est assez commune et peut déterminer les accidents inflammatoires qu'engendre la présence des corps étrangers.

Nous arrivons à la maladie profesionnelle la plus redoutable, nous voulons parler du charbon.

Bien que de nos jours cette affection ne soit plus aussi commune en mégisserie que quelques auteurs semblent le dire, il n'en est pas moins vrai que peu d'ateliers n'en offrent annuellement quelques cas.

Les travaux intéressants de *Davaine* et les belles découvertes de *Pasteur* ont d'ailleurs attiré depuis quelques années l'attention sur cette maladie, aussi nous étendrons-nous sur sa description.

Le charbon est une maladie virulente développée chez certaines espèces d'animaux et en particulier chez les moutons, et pouvant se transmettre par inoculation à l'homme. Selon *Bouley* le charbon des moutons présente deux variétés, la fièvre charbonneuse et le charbon symptomatique.

La virulence des liquides organiques des animaux atteints du charbon est caractérisée par la présence de corpuscules microscopiques nommés microbes.

Le microbe de la fièvre charbonneuse (*bactéridie*) aurait une grande tendance à se propager dans le sang et à envahir tout l'organisme, le microbe du charbon symptomatique (*bactérie*) aurait au contraire une prédisposition manifeste à se localiser dans les tissus.

Ces germes conserveraient pour ainsi dire indéfiniment leurs propriétés, et il suffirait d'une circonstance capable de les transporter dans un milieu approprié pour déterminer immédiatement leur action.

Pasteur, *Chamberland* et *Roux*, qui ont étudié l'évolution des bactéridies de la fièvre charbonneuse ont découvert qu'arrivés à une certaine période de développement, cultivés d'une certaine façon et inoculés dans l'organisme des animaux, ces microbes s'opposaient à l'action ultérieure de nouveaux microbes introduits.

Le vaccin charbonneux de *Pasteur* ainsi constitué par les microbes atténués donne aux moutons une fièvre charbonneuse bénigne les préservant pour l'avenir d'une affection mortelle.

D'un autre côté, *Toussaint*, *Arloing* et *Thomas*, se fondant sur les propriétés de la bactérie du charbon symptomatique sont arrivés au même résultat préservatif en introduisant directement dans le sang ce microbe spécial.

Ces deux modes de vaccination dont l'avenir nous dira la durée de l'efficacité ont été expérimentés en grand, et l'on voit que chacun d'eux correspond à une variété particulière de la maladie.

Chez l'homme la distinction entre les différentes sortes de charbon repose jusqu'à présent uniquement sur les symptômes de la maladie affectant différents modes : *pustule maligne*, *œdème malin*, *fièvre charbonneuse*.

La première de ces formes est la seule qui nous occupera, vu la rareté relative des deux autres formes, d'ailleurs contestées par beaucoup d'auteurs.

Il est aisé de concevoir que le voisinage et à plus forte raison le contact des dépouilles d'un animal mort du charbon, seront susceptibles de contaminer l'homme que sa profession appelle à les manipuler. Que le mégissier atteint d'excoriations, de crevasses aux mains vienne à travailler la peau d'un mouton charbonneux, qu'il se blesse avec un outil imprégné de virus, qu'il subisse enfin la piqûre d'un insecte ayant séjourné sur des chairs ou des laines saturées de microbes, l'inoculation du poison organique s'effectuera par ces diverses voies, s'il ne prend soin de s'en défendre par les moyens appropriés.

Les conditions de milieu, la structure de la région contaminée, l'état du virus, l'aptitude de réceptibilité individuelle exercent d'ailleurs leur influence sur les phénomènes d'intoxication, et c'est ce qui explique comment certains ouvriers travaillent impunément des peaux charbonneuses, tandis que chez d'autres la maladie se développe au moindre contact.

Quelle que soit d'ailleurs la voie d'introduction du virus charbonneux, la maladie débute par une période d'incubation de deux à trois jours, caractérisée par une légère démangeaison au point ou doit apparaître l'éruption pustuleuse.

Puis à ce point se développe une petite tache assez semblable à une piqûre de puce, à laquelle succède rapidement une papule rosée

portant à son centre une vésicule ombiliquée qui se transforme rapidement en eschare.

Autour de cette eschare se développe un cercle de nouvelles vésicules suivant la même évolution que la vésicule primitive et s'entourant de la même façon, de telle sorte qu'au bout de quatre à six jours, durée ordinaire de l'éruption, la pustule maligne offre le spectacle d'une eschare centrale limitée à son pourtour par des vésicules se touchant et qu'entourent elles-mêmes successivement une zone de tissus indurés et une autre zone inflammatoire. Coïncidant avec ces phénomènes locaux se manifestent des accidents généraux: sentiment de malaise, accélération du pouls, vertige, oppression, nausées, vomissements.

Lorsque la maladie a une heureuse terminaison, les symptômes généraux s'amendent naturellement et les tissus franchement enflammés au pourtour de la pustule éliminent l'eschare. Mais le plus souvent, si le médecin n'intervient pas à temps, les accidents s'aggravent, la diarrhée s'établit, l'abdomen se météorise, le pouls s'affaiblit et le malade succombe dans le coma (1).

HYGIÈNE PROFESSIONNELLE

Les mégisseries sont classées dans la troisième catégorie des établissements insalubres; mais comme la plupart d'entre elles ne comprennent pas seulement le travail de la peau sèche, mais encore celui de la peau verte; on pourrait, pour cette raison, les considérer comme appartenant à la seconde classe, dans laquelle viennent se ranger les dépôts de cuirs verts.

(1) Plusieurs auteurs, parmi lesquels nous citerons *Beaugrand*, *Pécholier*, *Ramazzini*, prétendent que certaines épidémies, telles que le choléra, respectent plus ou moins la corporation des mégissiers. Ce fait d'immunité relative, qui repose sur des observations statistiques que nous n'acceptons d'ailleurs qu'avec réserve, nous paraît devoir tenir à la situation excentrique et au défaut d'encombrement des établissements de mégisserie, plutôt qu'à la nature elle-même des manipulations qui sont le propre de cette industrie.

Ces manufactures, dont l'établissement est soumis à l'autorisation préalable de l'administration locale, sont assujetties aux prescriptions réglementaires qui leur sont particulières. Le patron, en réfléchissant que l'autorisation qui lui a été accordée, bien que définitive, est susceptible cependant de certaines restrictions, dans le cas où des dangers pour le personnel employé et des inconvénients sérieux pour la salubrité publique seraient reconnus, doit comprendre tout l'intérêt qui s'attache à l'observation des arrêtés administratifs.

Nous empruntons au *Manuel d'hygiène* de *Napias* (1) les prescriptions formulées par les conseils d'hygiène, relativement au dépôt des cuirs verts.

« Il faudra préserver les murs mitoyens par des contre-murs ou « des enduits de ciment ; imperméabiliser le sol des ateliers ; écouler « souterrainement les eaux d'égout ou les recueillir dans des vases « étanches et les enlever tous les jours. »

« Pour que les bois de charpente ne s'imprègnent pas d'odeur, « on les recouvrira de plâtre ou de peinture et on fera de fréquents « lavages à l'eau chlorurée. Il sera toujours bon d'avoir au centre « du magasin un vase rempli de chlorure de chaux. Ne conserver « les cuits verts ou peaux sèches que vingt-quatre heures au plus en « été et quarante-huit heures en hiver, et les mettre dans l'eau « de chaux immédiatement. »

A côté de ces prescriptions, qu'il nous soit permis de conseiller les mesures suivantes.

Les dépôts de cuirs verts des mégisseries, clos à murs peints et non plâtrés, à plancher en pente et cimenté, devront être lavés une ou deux fois par semaine à l'eau chlorurée.

Les ateliers destinés au travail de rivière devront posséder également un plancher cimenté, et l'écoulement des eaux devra s'y effectuer régulièrement. Tous les orifices des conduites d'eau de lavage, devront être munis d'une grille afin de retenir les déchets organiques, et toutes les rognures seront enlevées quotidiennement.

Séparés autant que possible des dépôts de cuirs verts, du local

(1) *Manuel d'hygiène industrielle*, par H. Napias. — Librairie G. Masson, 1882.

où s'effectue la mise en chaux, et de ceux affectés à la mise en blanc et aux confits, ces mêmes ateliers devront être bien aérés, convenablement éclairés, et une température modérée devra y être entretenue pendant l'hiver, au moyen d'appareils appropriés.

Il nous paraîtra convenable, pour l'enchaussenage, d'affecter à ce travail des hangars avec ouvertures au toit, afin de ne point confiner l'ouvrier dans une atmosphère de vapeurs et de poussières arsénieuses.

La mise en confit devra se faire dans un local clos, pourvu d'une cheminée d'appel et chauffé en hiver, de façon à favoriser l'échappement de l'acide sulfhydrique, de l'ammoniaque, du sulfhydrate d'ammoniaque et autres gaz provenant de la fermentation et dont l'action méphitique mérite d'être évitée.

Les cuves à confit devront être élevées à une certaine hauteur du plancher cimenté, au moyen de traverses en bois, ou mieux encore de soutiens en pierre, afin de permettre l'écoulement des impuretés que l'eau et le balayage journalier feront disparaître. Dans un grand nombre de mégisseries ces précautions ne sont pas prises, et il en résulte que des débris de peaux ou vieux marc de son s'accumulent sous ces cuves et, en se putréfiant, donnent naissance à des miasmes qui se répandent dans l'atmosphère et ne sont pas sans influence sur la santé des ouvriers.

La salle des palissonniers, claire, aérée, isolée des autres ateliers, sera arrosée et balayée chaque jour; il en sera de même du local où se pratiquera le travail de l'estreck.

Les cuirs secs pouvant renfermer les germes de la maladie charbonneuse, il sera nécessaire de les déposer dans un magasin spécial à l'abri de la lumière et de l'humidité.

Nous conseillerons à l'ouvrier mégissier qui travaille de rivière de prendre l'habitude de porter un suspensoir; une ceinture de flanelle nous semble également utile pour protéger les intestins contre les refroidissements, et d'un autre côté les maintenir afin d'éviter ainsi les hernies provoquées par les pressions et les efforts.

Lorsque l'ouvrier sera atteint de varices, il devra s'assujettir à porter des bas élastiques ou tout au moins à se bander constamment la jambe, autrement il s'exposera aux ulcères variqueux (1), dont la guérison est parfois longue et difficile à obtenir.

Qu'il ne perde pas de vue que toute hernie doit être maintenue par un bandage convenable et que cet accident exposant à un certain nombre de complications plus ou moins graves, il convient de suspendre immédiatement tout travail et de faire appeler le médecin dès l'apparition de troubles intestinaux sérieux.

Les bourses séreuses, qui sont si nombreuses chez les mégissiers et les palissonniers, sont assujetties, avons-nous dit, à s'enflammer. L'ouvrier qui se sentira ainsi atteint et qui dans les régions que nous avons signalées en parlant des signes professionnels, verra survenir brusquement du gonflement de la rougeur et de la chaleur, devra conserver le repos, appliquer sur la partie malade de l'onguent napolitain belladoné et la recouvrir ensuite avec un cataplasme de fécule de pommes de terre.

L'hygroma ou inflammation chronique de la bourse séreuse, se reconnaîtra au simple gonflement sans changement de couleur de la peau, sans élévation de température. Le repos et la compression avec application plus ou moins fréquente de teinture d'iode sur la région, constitueront le traitement.

Ce que nous avons dit au point de vue des précautions à prendre pour les bourses séreuses s'applique également aux articulations dont le voisinage fréquent avec les premières expose dans certains cas à l'inflammation par propagation.

Tous les accidents du rhumatisme peuvent se manifester soit sous forme aiguë et généralisée (*rhumatisme articulaire aigu*), soit sous forme localisée bénigne et simple (*douleurs musculaires rhumatismales*), soit sous forme chronique localisée (*névralgies diverses, hydarthroses*), etc., etc.

C'est au médecin qu'il appartiendra d'intervenir efficacement, l'ou-

(1) Les ulcères variqueux occupent presque toujours la face interne de la jambe vers son tiers inférieur, et succèdent soit à une écorchure de la peau, soit à une rupture de varice, soit à une phlébite, soit enfin à l'eczéma qui se montre fréquemment sur les jambes variqueuses.

vrier devant d'ailleurs prendre l'habitude de se vêtir de flanelle afin de se préserver des refroidissements

Nous avons vu que l'enchaussenage soit à la chaux soit au moyen du procédé arsenical déterminait des ulcérations que les ouvriers appellent *pigeonneaux*, ulcérations souvent fort douloureuses.

Pour les éviter, *Durieu* a conseillé l'emploi de gants huilés, nous approuvons ce moyen préservatif, mais nous conseillerons en outre soit comme traitement préventif, soit comme traitement curatif l'application directe sur la pulpe des doigts d'une couche de goudron ou de collodion.

A défaut des gants huilés et indépendamment de l'application de la substance préservatrice que nous conseillons sur la pulpe digitale, l'ouvrier avant son travail devra se graisser les mains avec de l'axonge(1), précaution qui d'ailleurs le préservera également des gerçures et des crevasses.

Dans l'ébourrage avec la pâte arsenicale, l'action corrosive des produits chimiques ne se borne pas seulement aux surfaces directement exposées à son contact, mais atteint encore, au travers des vêtements, les espaces interdigitaux des orteils, le pli des coudes, des avant-bras, le scrotum, la partie interne des cuisses.

Nous ne saurions trop recommander à l'ouvrier de prendre toutes les précautions possibles pour éviter cette pénétration. Que sa blouse soit boutonnée au col et aux manches ; que ses sabots soient convenablement recouverts par un pantalon épais ; que sa tête soit également protégée, et qu'enfin son travail une fois achevé, il quitte ses vêtements et les secoue avec soin ; il s'affranchira ainsi en partie de l'action toxique de la chaux et de l'arsenic.

Appelons ici l'attention du médecin sur la particularité suivante, qui dans certains cas peut donner lieu à des erreurs de diagnostic.

L'ulcère produit par l'arsenic, généralement arrondi, à bords taillés à pic et indurés, à fond grisâtre et légèrement humide, offre souvent l'aspect du chancre spécifique.

(1) Pour favoriser la cicatrisation des pigeonneaux quelques auteurs recommandent d'exposer les mains à la fumée dégagée par un feu de paille mouillée.

D'autres fois, et en particulier au scrotum et aux cuisses, l'ulcération se montre sous forme de papule humide et revêt l'apparence de la plaque muqueuse.

C'est par la situation des ulcérations et par leur nombre, que le médecin pourra, chez le mégissier qui viendra réclamer ses soins, distinguer la syphilis des accidents professionnels.

Toutefois la coïncidence possible chez le même sujet, des excoriations professionnelles et des manifestations syphilitiques rendra parfois l'établissement du diagnostic difficile et devra éveiller pour cette raison toute l'attention du praticien.

L'empoisonnement par les vapeurs du sulfure arsenical (*hydrogène sulfuré et acide arsénieux*) est assez rare avons-nous dit. En effet, ce n'est que sous l'influence de la continuité et de l'exagération du travail que les phénomènes toxiques se font sentir, encore n'ont-ils en général qu'une assez faible importance.

Pour les éviter, nous engagerons le patron à ne point confier trop longtemps aux mêmes ouvriers la manipulation de l'orpiment, et à donner à l'atelier de mise en chaux la disposition que nous avons indiquée.

Aux palissonniers, nous recommanderons de prévenir les gerçures du genou par les soins rigoureux de propreté et l'application d'axonge. Certains d'entre eux ont l'habitude d'enduire leur genou d'une couche de pommade composée d'huile et de cire vierge, préalablement chauffées au bain-marie, et en obtiennent de bons résultats.

La présence de bourses séreuses prérotuliennes et prétibiales, qui peuvent s'enflammer par voisinage chez ces ouvriers, indique clairement que tout palissonnier atteint de crevasses au genou, devra prudemment suspendre son travail jusqu'à parfaite guérison. Nous signalerons aussi comme dangereuse l'habitude que quelques palissonniers possèdent, de sortir de l'atelier avec leur pantalon de travail et d'exposer ainsi le genou nu aux refroidissements.

La poussière saline des peaux à ouvrir excite la soif chez ces ouvriers et les engage à boire plus souvent qu'ils ne le devraient ;

c'est à cette cause qu'il faut attribuer la fréquence de l'alcoolisme, fréquence dont nous avons fait ressortir l'influence funeste. Nous leur conseillerons, pour combattre la soif, de renoncer à la consommation exagérée qu'ils font du vin pur, et de faire usage avec modération d'une boisson composée d'eau et de café sans sucre.

Quant à la prophylaxie du charbon, la première question qui se pose est celle des moyens à employer pour éviter l'introduction dans l'industrie des peaux appartenant aux animaux charbonneux.

La loi dit formellement que tout animal atteint du charbon doit être détruit, ainsi que ses débris.

Si cette loi est rigoureusement observée dans les villes pourvues d'abattoirs, il n'en est malheureusement pas de même dans les localités où le contrôle de l'application de ce règlement ne peut s'exercer qu'imparfaitement.

Les cuirs verts d'ailleurs ne sont pas les seuls à donner le charbon, et bon nombre de cas de pustule maligne sont imputables aux cuirs secs venus de l'étranger.

Dans l'état actuel, il n'est donc pas possible d'éviter d'une manière absolue, l'introduction dans les mégisseries des peaux charbonneuses.

Ce fait regrettable étant acquis, il importe d'indiquer les moyens capables de détruire dès le principe, les germes de la maladie.

Nous recommanderons, en conséquence, que les cuirs verts livrés dans les mégisseries soient mis en chaux dès leur arrivée, et que les cuirs secs soient emmagasinés, ainsi que nous l'avons dit plus haut, dans un local clos, sombre, sec, isolé des ateliers et où des récipients remplis de chlorure de chaux seront installés en permanence.

Les propriétés si précieuses de l'acide phénique sur les microbes, ne sauraient d'ailleurs trouver leur application directe dans ce cas, car l'imbibition des cuirs au moyen d'une solution phénique, aurait l'inconvénient de retarder considérablement la fermentation que la confection des confits a pour but de provoquer; mais elles seront avantageusement utilisées par les ouvriers pour éviter le contage.

Nous recommanderons donc aux mégissiers de prendre l'habitude, en entrant et en sortant de l'atelier, de se laver le visage et les mains avec une solution que les patrons devront d'ailleurs tenir en réserve dans un lavabo, spécialement affecté à cet objet (1).

Un bon moyen pour combattre par le traitement interne l'intoxication charbonneuse à son début, consiste à administrer au malade, concurremment avec la potion de *Tood*, un julep, dont chaque cuillerée renfermera trois gouttes de teinture d'iode.

Verneuil conseille d'associer à ce traitement interne l'extirpation de la pustule avec le thermo-cautère, de pratiquer en outre à un travers de doigt de la plaie, une série de pointes de feu distantes de 12 à 15 millimètres, puis, au moyen de la seringue de Pravaz, de faire autour une autre série de piqûres de dix gouttes chacune, avec un mélange de 200 grammes d'eau et 1 gramme de teinture d'iode.

Rappelons que *Trélat*, de son côté, recommande de pratiquer autour de la pustule, profondément scarifiée par la cautérisation, des injections sous-cutanées d'une solution d'acide phénique au centième.

De tout temps, un grand nombre de remèdes empiriques ont eu l'avantage d'attirer l'attention des mégissiers ; tous ces remèdes secrets, plus ou moins efficaces, reposent sur l'application d'un caustique quelconque sur la tumeur et sur le traitement synergique interne.

Parmi les caustiques employés contre la pustule maligne, citons le chlorure d'antimoine, indiqué par *Enaux*, *Chaussier*, *Bidault de Villiers*, l'azotate d'argent trop superficiel pour être efficace, la potasse caustique préconisée par *Bourgeois*, la pâte de Vienne, le caustique de *Filhos*, le deuto-chlorure de mercure.

Une foule d'autres substances ont été également employées, telles que le sel commun mêlé avec un jaune d'œuf, le fiel de bœuf desséché au four, la petite consoude pilée entre deux pierres, le mélange de vitriol et de jaune d'œuf, celui de crème et de savon, additionné de sel et de fiente de pigeon, l'ail pilé, l'oignon, le poivre, la moutarde et le savon mélangés, le vinaigre ammoniacal, etc., etc.

(1) Acide phénique pur 2 grammes, pour 1 litre d'eau.

Tous ces procédés sont bien loin de valoir la cautérisation thermo-caustique dont nous avons parlé.

D'ici quelques années d'ailleurs, les vaccinations charbonneuses auront arrêté, il faut l'espérer, le mal dans sa racine, et l'intéressante corporation des mégissiers n'aura plus à redouter l'atteinte de cette terrible maladie.

3932. — Paris. Imp. Laloux fils et Guillot, 7, rue des Canettes.

A LA MÊME LIBRAIRIE

Armaingaud. De nos institutions d'hygiène publique et de la nécessité de les réformer. In-8, 1873. 50 c.

Arnozan. Étude expérimentale sur les actes mécaniques du vomissement. In-8, 1879. 3 fr.

Audhoui. Pathologie générale de l'empoisonnement par l'alcool. In-8, 1868 6 fr.

Bourneville. Études cliniques et thermométriques sur les maladies du système nerveux. 2 vol. in-8, 1872. 7 fr.

Cadiat. Traité d'anatomie générale appliquée à la médecine. 2 vol. in-8, 1879. 28 fr.

Charcot, Luys et Dumontpallier. Étude expérimentale sur la métalloscopie et la métallothérapie du docteur Burq. In-8, 1879. 2 fr.

Choquet. de l'emploi du chloral comme agent d'anesthésie chirurgicale. In-8, 1880. 3 fr. 50

Choquet. Hygiène professionnelle du compositeur typographe. In-8, 1882. 1 fr.

Fauvel. Traité pratique des maladies du larynx. In-8, 1876. 20 fr.

Laborde. Physiologie expérimentale appliquée à la toxicologie et à la médecine légale. In-8, 1877. 1 fr. 50

Petit. Traité de gastrotomie. In-8, 1879. 6 fr.

Rémy. Recherches histologiques sur l'anatomie normale de la peau de l'homme à ses différents âges. In-8, 1879. 1 fr. 25

Riant. Leçons d'hygiène. In-8, 1879. 1 fr. 25

Trélat. Leçons de clinique chirurgicale recueillies et rédigées par le docteur Cartaz. In-8, 1877. 3 fr.

Veyssière. Recherches cliniques expérimentales sur l'hémianesthésie de cause cérébrale. In-8, 1874. 2 fr.

3932 — Paris. Imp. Laloux fils et Guillot, 7, rue des Canettes.

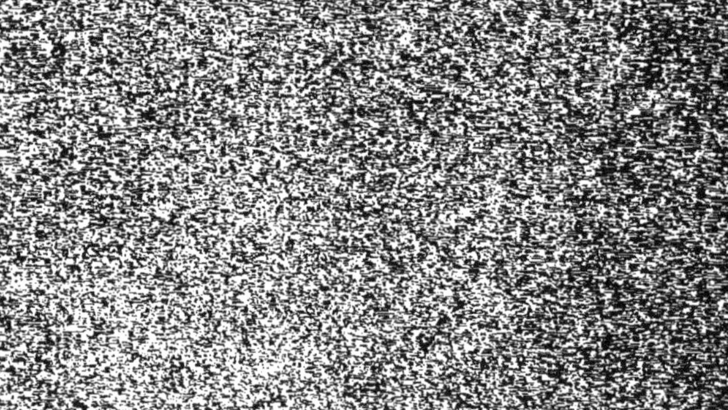

BIBLIOTHEQUE NATIONALE DE FRANCE
3 7531 04113162 5

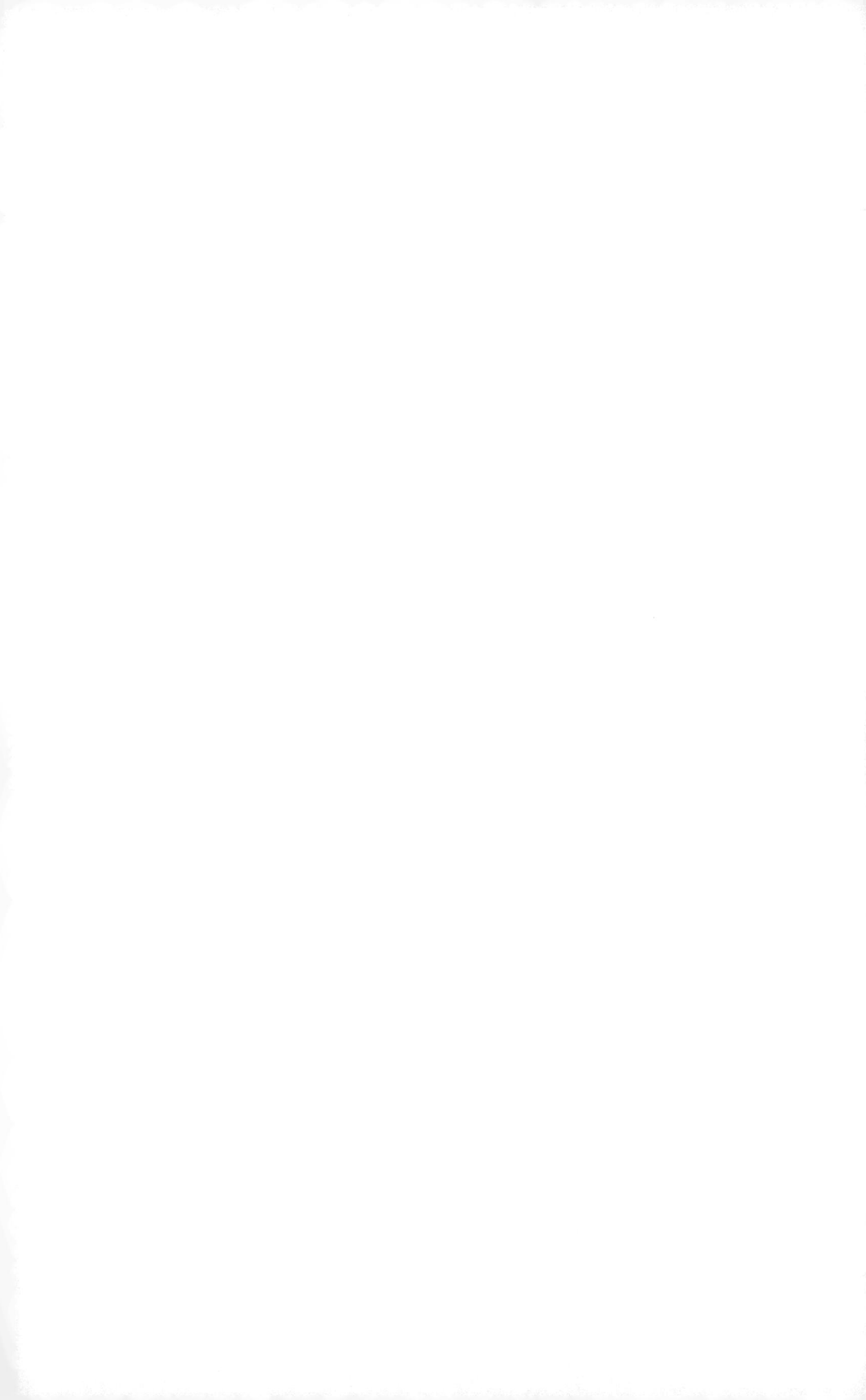

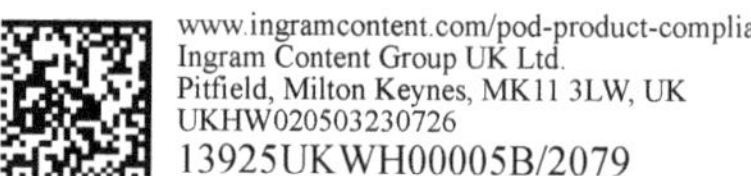
www.ingramcontent.com/pod-product-compliance
Ingram Content Group UK Ltd.
Pitfield, Milton Keynes, MK11 3LW, UK
UKHW020503230726
13925UKWH00005B/2079